蔡德培 / 编著

第二版

儿童性早熟与青春期延迟

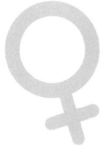

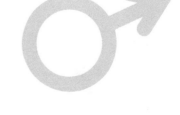

复旦大学出版社

主编简介

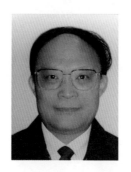

蔡德培，1968年毕业于北京医学院，1981年毕业于上海医科大学研究生院。现任复旦大学附属儿科医院教授、博士生导师。兼任中国生理学会内分泌生殖生理专业委员会委员、中国性学会中医性学专业委员会副主任委员、上海市中西医结合学会妇产科专业委员会委员。

主要从事儿科内分泌疾病及青春期医学的临床及科研工作。对儿童性早熟、青春期延迟及性腺发育不良的发病规律、诊断、治疗及药物的作用机制进行了系统深入的研究。近年来主要致力于"环境内分泌干扰物与儿童性发育异常的关系及其中药的治疗干预"等方面的研究。研究成果于2001年获上海市科学技术进步奖，2010年获国家科学技术进步奖。

前言

　　性早熟是一种青春发育的异常，表现为青春期的特征提前出现。近年来，本病的发病率显著增高，已成为最常见的小儿内分泌疾病之一。青春期延迟是另一种青春发育的异常，表现为青春期的特征比同龄儿童明显延迟出现。这两类疾病对于患儿的性发育和体格发育均可产生严重的不良影响，已日益受到人们的普遍关注。

　　本书首先扼要阐述人体正常青春发育的规律及其影响因素，然后详细讨论性早熟及青春期延迟的基本概念、病因和诱发因素、发病机制、临床特征和临床表现、诊断方法及治疗方法。附录中选载了复旦大学附属儿科医院的 11 例性早熟或青春期延迟病例介绍和彩色图片，使读者对患儿的临床表现有比较形象和具体的了解。

　　本书主要读者对象是性早熟及青春期延迟患儿的家长与患儿本人，对儿科、妇产科医师及青春期医学、内分泌学专业医师也有一定的参考价值。

编者

2020 年 7 月

目 录

概　　论

性早熟与青春延迟都是青春发育异常的疾病，这两种疾病不仅关系到患儿的性发育，而且往往造成成年后身材比正常人矮小。近年来，性早熟发病率明显增高，已成为目前常见的小儿内分泌疾病之一，因此患儿家长及患儿本人都对此十分关注。本书采用通俗易懂的叙述，讲解性早熟及青春期延迟的发病规律、诊断方法、治疗方法等基本知识，了解人体正常青春发育规律及相关影响因素。

1.1　正常青春发育

青春期是从少年到成人的过渡时期，也就是从第二性征出现直到性成熟及体格发育完善的一段时期。在这个阶段，人体内发生着一系列形态、功能、代谢，以及心理、智力、行为等方面的显著变化，最明显的是生殖系统的迅速发育成熟。这一系列变化都是在神经系统和内分泌系统的调控下完成的。

1.1.1 体格和体态的发育

(1) 体格发育

进入青春期，体格发育的重要标志是生长突增，最显著的表现是身高的增长明显加速，可分为起始期、快速增长期及减慢增长期 3 个阶段。

男孩 12 周岁左右开始生长加速，14～15 岁时是身高增长最快的阶段，16 岁以后增长速度减慢，一般在 18～20 岁身高就不再继续增长。

女孩 10 周岁左右开始生长加速，11～12 岁是身高增长最快的阶段，13 岁以后增长速度减慢，一般在 16～18 岁身高就不再继续增长。

身体各部分长度的生长突增是不同的，保持着一定的时间差。一般是肢体先于躯干，下肢先于上肢，肢体远端先于肢体近端，其顺序是足→小腿→下肢→手→上肢→坐高。当坐高的年增长值减至最小时，身高的发育即停止。

在生长突增的阶段，身高总的增长量，男性平均为 28 厘米左右，女性平均为 25 厘米左右。最终的身高，一般是男子比女子高 10～13 厘米，这种差异主要是男性较女性青春期前的生长期多 2 年，且生长突增的幅度较高所致。

(2) 体态发育

生长突增除了表现为身高快速增长外，体重及体能也相应出现显著增长，运动素质也有明显改善。此外，在青春发育阶段，男性体内逐渐以雄激素占优势，而雄激素对蛋白质的合成有显著的促进作用，导致男性形成身材较高、肩部较宽及肌肉发达的体态；女性体内则逐渐以雌激素占优势，而雌激素对脂肪的合成有显著的促进作用，导致女性形成身材较矮、臀部较宽及体脂丰满的体态。

1.1.2 生殖系统及第二性征的发育与成熟

进入青春期，在身体各系统器官的发育中，最为明显的是生殖系统的迅速发育成熟。各生殖器官及第二性征的发育遵循着一定的规律。

(1) 男孩

男孩 12 周岁左右开始睾丸增大，继之阴茎增大，阴囊皮肤变松、着色，阴毛、腋毛出现，接着出现胡须、喉结及变声。其中睾丸增大是男孩青春发动的最早征象，胡须、喉结的出现及变声则表明已进入青春期的后期阶段。首次男孩遗精平均发生在 15 周岁左右。

(2) 女孩

女孩的青春发动比男孩要早 2 年。一般来说，女孩 10 周岁左右开始乳房发育，继之大小阴唇发育、色素沉着、阴道分泌物增多，接着出现阴毛、腋毛。月经初潮平均发生在 12.5～13 岁。其中，乳房发育是女孩首先出现的第二性征，而月经初潮来临则表明进入青春期后期，即开始性成熟的标志，并意味着身高的快速增长期已结束，进入了减慢增长期。一般初潮以后，身高平均只能再增长 5～7 厘米。初潮以后，月经周期可以不规则，常常没有排卵，这是一种生理现象。大约经过 1～2 年，有的甚至 3～5 年后才能按月排卵，并建立起规则的月经周期。

1.1.3 青春发育的神经内分泌调控

青春期的生长突增与生殖系统的发育和成熟等一系列变化都是在神经内分泌系统的控制下进行的。体内掌管青春发育的调节系统最主要的是下丘脑-垂体-性腺轴。下丘脑的神经内分泌细胞产生促性腺激素释放激素（GnRH），刺激垂体分泌促性腺激素。

(1) 促性腺激素

促性腺激素有两种，即卵泡刺激素（FSH）和黄体生成素（LH）。

卵泡刺激素：在女性，它能促进卵巢的卵泡发育并产生雌激素；在男性，它能促进睾丸的精子形成。

黄体生成素：在女性，它能促使卵巢的黄体形成并产生黄体酮；在男性，它能促进睾丸的内分泌细胞产生睾酮。

(2) 性激素

雌激素、黄体酮及睾酮都是性激素，能促进生殖器官及性征的发育。在女性，可使子宫增大，促进外生殖器官及乳房发育并形成女性的体态。在男性，可使阴茎、阴囊等外生殖器官发育，出现喉结及变声并形成男性的体态。

(3) 下丘脑分泌 GnRH 的两种调节机制

● 中枢神经系统通过神经递质及神经肽调节着下丘脑 GnRH 的分泌。有些神经递质及神经肽是促进 GnRH 分泌的，而另一些神经递质及神经肽则是抑制 GnRH 分泌的。

● 反馈调节作用，即血液中的性激素可以反过来调节下丘脑 GnRH 和垂体 FSH、LH 的分泌。当血液性激素水平降低时，会促进下丘脑 GnRH 和垂体 FSH、LH 的分泌，引起睾丸、卵巢的性激素分泌增加。而当血液性激素水平升高时，又会抑制下丘脑 GnRH 和垂体 FSH、LH 的分泌，导致睾丸、卵巢的性激素分泌减少。这种反馈调节对维持血液性激素水平的相对稳定起着十分重要的作用（图 1-1）。

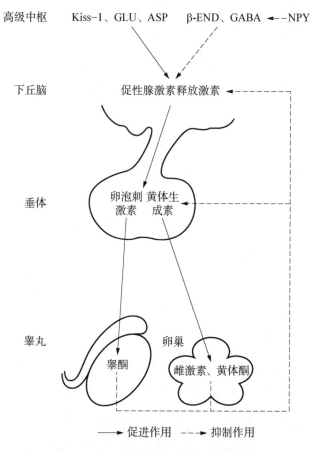

图 1-1　青春发育的神经内分泌调控

注：Kiss-1：吻肽-1；GABA：γ-氨基丁酸；GLU：谷氨酸；β-END：β-内啡肽；ASP：门冬氨酸；NPY：神经肽 Y。

在儿童期，下丘脑-垂体-性腺轴长期处于抑制状态，所以生殖器官处于幼稚状态，也没有性征出现，这主要是由于此时中枢神经系统的上述抑制性因素占优势，以及下丘脑对性激素的负反馈抑制作用高度敏感所致。接近青春期时，中枢神经系统的抑制性影响逐渐解除，兴奋性因素占了优势；且随着下丘脑的发育成熟，对性激素负反馈抑制的敏感性显著下降，使下丘脑-垂体-性腺轴的功能被激活，导致青春发动，生殖器官发育及成熟，性征出现。

(4) 下丘脑-垂体-性腺轴的功能激活

在青春期的早期主要表现为夜间睡眠时出现阵发性脉冲式GnRH 及 LH 的释放，随着青春期的进程，白天也出现 GnRH及 LH 的释放，且脉冲式分泌的频率和幅度也逐渐增加。至青春期的后期达到成人形式，一天中约每 2 小时出现一次脉冲式GnRH 及 LH 的释放。女性在青春期的后期，当血中雌激素浓度升高至一个相当的水平并持续一定时间后，不仅不引起GnRH 及 LH 的分泌减少，反而引起 GnRH、LH 及 FSH 的分泌突然剧增，达到峰值，从而诱发卵巢排卵。这种反馈调节称为"正反馈调节"，是女性月经周期的基础。当然，正反馈调节作用的成熟及规则月经周期的建立往往要到初潮以后的 1～2年，甚至 3～5 年才能体现出来。

在青春期的生长突增上，性激素、垂体分泌的生长激素和肾上腺分泌的脱氢异雄酮一起协同，起着十分重要的促进作用，甲状腺素、胰岛素等也起着配合作用。但是，到了青春期的后期，血液高浓度的性激素，特别是高浓度的雌激素反而是促进骨骺融合，使身高减慢增长，并最终停止长高。此外，阴毛、腋毛及男性胡须的生长主要是由肾上腺分泌的脱氢异雄酮促进的。

1.1.4 生长发育的影响因素

先天的遗传因素决定着机体生长发育的可能范围，而后天的环境因素则影响着遗传潜力的发挥，并且最后决定生长发育的速度和达到的程度。

> 人体的最终身高，70％取决于遗传因素，只有30％取决于营养、锻炼等环境因素。

(1) 营养

在后天环境因素中，营养是促进生长发育的重要因素之一。在青春发育阶段，应该保证有足够蛋白质的摄入，因为蛋白质是构成机体器官、组织的主要材料。富含蛋白质的食物主要是瘦肉、鱼、牛奶、鸡蛋及豆制品。维生素和微量元素对促进生长发育也是至关重要的，应多吃新鲜蔬菜和水果，适当吃一些坚果类的食品，以提供充分的维生素及微量元素。碳水化合物类食物如米、面等主食及其他淀粉类食品如土豆、红薯等，主要用来维持机体的能量消耗，每天应该保证有基本的摄入量。脂肪类食物也是构成机体重要结构的原料之一，并可为机体贮存能量，还可提供脂溶性维生素，所以也应该有一定量的摄入。但是，需避免油脂过多的食物，如肥肉、奶油及油腻的汤等。还应少吃甜食，因为甜食摄入过多，可经过肝脏转化为内源性脂肪。

(2) 体育运动和体力劳动

体育运动和体力劳动是促进生长发育和增强体质的有力因素，不仅可以全面促进机体的新陈代谢，增加心肺等重要器官的功能发育，而且在适当的营养保证下，可以促进体格的发育，尤其是骨骼和肌肉的发育。体育锻炼也是调节体重及改变身体成分的重要因素，可使瘦体重显著增加，而体脂量相应减少。

在青春发育阶段，特别应加强下肢的锻炼，如跑步、登楼、跳橡皮筋等，可促进长骨骨骺软骨细胞的分裂增殖，对身高的增长具有很大的帮助。

(3) 睡眠

保证每天有充足的睡眠也是促进生长发育至关重要的因素之一。垂体生长激素分泌的重要特点是：在入睡后 30～45 分钟开始出现阵发性脉冲式分泌，深睡眠时分泌较多，浅睡眠时分泌较少，清醒时很少分泌。因此，青春发育阶段每晚应保证有 9 小时左右的高质量睡眠，对生长突增，特别是身高的快速增长起着十分关键的促进作用。垂体的促性腺激素，也是在夜间睡眠时出现明显的阵发性脉冲式分泌。特别在青春期的早期，只有在夜间入睡后才出现阵发性脉冲式分泌，因此保证充足的睡眠，对生殖器官及性征的发育也是十分重要的。

(4) 季节

季节对青春期的生长发育无论是身高还是体重都有显著的影响。一般在春季身高增长速度最快，春季的身高增长量等于秋季的 2～2.5 倍，而秋季则体重增加最快。临床研究发现，全年体重的 2/3 增加在秋冬季节，1/3 增加在春夏季节。

1.1.5　生长发育的长期加速趋势

近 100 年来，世界上多数国家儿童、青少年的身高一代比一代长得更高，性发育也逐渐提前。生长发育的这种长期加速的趋势，首先出现在经济发展迅速的国家。我国目前正处于经济快速增长时期，儿童、青少年的发育状况也正处于这种长期加速的阶段，这在经济与文化生活水平较高的大中城市尤为显著。例如，7～18 岁年龄组的身高与过去比较，平均每 10 年男性增长 2.3 厘米、女性增长 2.1 厘米，女孩的月经初潮年龄每 10 年提前 3～4 个月。这种状况与经济发达国家三四十年前所出现的情况相似。我国的农村地区，儿童、青少年生长发育的加速趋势可能才刚刚开始，随着物质及文化生活的改善也会逐渐出现明显的加速趋势。这一代儿童、青少年体格发育的正常指标参见表 1－1、表 1－2。

表 1－1　上海地区男童体格发育指标评价参考值

年龄（岁）	体重（kg）					身高（cm）				
	P_{10}	P_{20}	P_{50}	P_{75}	P_{90}	P_{10}	P_{25}	P_{50}	P_{75}	P_{90}
7～	21.0	22.5	24.8	28.4	32.2	119.4	122.7	126.1	129.1	133.0
8～	22.7	24.6	27.5	31.7	37.5	124.1	127.4	131.6	135.4	138.6
9～	24.7	27.6	31.0	35.2	41.4	128.9	132.3	137.1	141.0	145.0
10～	27.8	30.1	34.6	40.1	46.0	134.5	137.5	141.5	145.6	150.2
11～	29.4	33.5	38.4	44.6	51.2	138.9	142.9	147.1	152.2	156.3
12～	34.0	38.3	43.0	49.0	57.3	145.8	150.3	154.9	160.0	165.0
13～	38.0	43.7	50.2	56.5	63.6	153.3	158.6	163.4	168.7	172.5
14～	43.6	48.2	53.2	60.9	69.6	159.5	163.3	167.5	171.8	176.5
15～	47.7	51.4	55.8	63.0	71.6	162.4	166.1	170.3	174.7	178.0
16～	49.7	55.3	60.2	66.3	75.1	165.2	168.4	172.2	176.0	179.1

年龄 （岁）	体重（kg）					身高（cm）				
	P_{10}	P_{20}	P_{50}	P_{75}	P_{90}	P_{10}	P_{25}	P_{50}	P_{75}	P_{90}
17～	51.6	56.4	60.9	66.4	74.8	165.9	169.0	172.4	175.8	179.2
18～	52.0	56.3	61.9	69.5	76.9	165.6	169.0	172.6	176.2	180.6

说明：P_{50} 为该年龄组身高或体重的平均值。各年龄组中有 50% 的身高或体重处在 P_{25} ～ P_{75} 范围，80% 的身高或体重处在 P_{10} ～ P_{90} 范围。

表 1-2　上海地区女童体格发育指标评价参考值

年龄 （岁）	体重（kg）					身高（cm）				
	P_{10}	P_{20}	P_{50}	P_{75}	P_{90}	P_{10}	P_{25}	P_{50}	P_{75}	P_{90}
7～	19.8	21.2	23.0	25.9	29.2	117.5	120.9	124.4	128.7	131.6
8～	22.1	24.1	26.5	30.1	33.9	124.0	127.0	130.6	134.5	138.2
9～	24.0	26.5	29.0	32.4	37.5	128.1	132.0	136.0	140.1	143.9
10～	26.4	29.0	32.8	38.2	43.2	133.8	137.3	142.2	147.1	151.7
11～	30.4	34.0	38.6	44.3	50.7	140.9	144.9	149.4	153.8	158.1
12～	33.9	37.6	42.0	47.8	53.5	147.3	151.1	154.2	158.1	161.7
13～	38.5	41.9	46.1	52.5	58.2	150.7	154.1	158.2	161.9	165.7
14～	39.3	43.1	47.8	53.3	59.0	152.1	156.0	159.2	163.1	167.2
15～	42.5	45.6	49.9	54.4	59.7	154.0	156.9	160.0	163.5	166.7
16～	44.3	47.8	51.5	55.7	59.9	153.7	157.1	160.4	164.3	167.1
17～	45.3	48.3	52.2	56.5	60.5	154.5	157.5	161.2	164.4	167.5
18～	45.1	47.3	52.1	57.1	62.1	154.0	157.7	161.1	164.3	168.0

说明：P_{50} 为该年龄组身高或体重的平均值。各年龄组中有 50% 的身高或体重处在 P_{25} ～ P_{75} 范围，80% 的身高或体重处在 P_{10} ～ P_{90} 范围。

导致生长发育长期加速趋势的因素很多，如营养的改善、家庭生活条件的优越、疾病减少及卫生知识的普及等，主要是外界环境因素作用的结果，其中以营养及生活条件的改善最为重要。

生长发育的长期加速是有一定限度的，当达到遗传所赋予的生长潜力的极限时，各年龄组的平均身高及初潮年龄将逐渐趋向稳定。当今，在一些长期加速发展已持续100余年的经济发达国家的部分人群中，平均身高已不再继续增长，月经初潮年龄也不再继续提前。生长发育的长期加速达到最大限度的迟早，与营养、经济、卫生及文化教育水平等有着密切关系。如果这些因素改善得不理想，则长期增长的过程就会延长，到达最大限度的时间就会推迟。

1.2 青春发育异常

青春发育如果出现异常，可以导致疾病，通常分为两类，即性早熟及青春期延迟。

1.2.1 性早熟

性早熟是一种青春发育的异常，表现为青春期的特征如生长突增、生殖器官及性征的发育成熟等均比同年龄儿童明显提前。一般认为，目前女孩在 8 周岁以前、男孩在 9 周岁以前出现性征，或女孩在 10 周岁以前出现月经，可诊断为性早熟。

近年来，本病的发病率显著增高，已成为目前最为常见的小儿内分泌疾病之一。女孩发生性早熟比男孩多 4～5 倍。

性早熟对患儿的主要危害：首先，由于其青春期提前，性征提早出现，在女孩往往过早出现乳房发育，甚至月经来潮，但生活上还不会自理，患儿的智力和性心理尚未成熟，容易发生社会问题，因此也给家长造成精神上和照料上的负担。第二，在性征提早出现的同时，常伴有骨骼生长的加速，患儿虽暂时较同龄儿童更高，但由于其骨骺提前融合，到成年后其身材往往比正常人矮小。典型的真性性早熟患儿，约有半数其最终身高不足 150 厘米。

1.2.2 青春期延迟

> 青春期延迟也是一种青春发育的异常，表现为青春期的特征比同龄儿童明显延迟出现。一般认为，女孩于 14 周岁以后、男孩于 15 周岁以后尚完全无性征出现，或女孩 18 岁仍无月经初潮，即可诊断为青春期延迟。

由于下丘脑-垂体-性腺轴暂时性的功能低下所致的，称为"体质性青春延迟"，以男孩多见。多数在 16～17 周岁后，男性最晚可到 20 岁，女性可到 18 岁，才开始出现青春发育。这类患儿最终的身高及生殖器官的发育大多都能赶上正常人水平。还有一些青春期延迟是由于下丘脑-垂体或者性腺患有先天性或后天性疾病，或者是由于患有全身性慢性疾病或严重营养不良所引起的。这些患儿多数因性腺功能低下，导致生殖器官及性征的发育不良，成年后往往不能生育，多数人身材也明显矮小。

2

儿童性早熟

2.1 性早熟的病因与分类

2.1.1 性早熟的分类

(1) 按照性早熟的发病机制分类

按照性早熟的发病机制，可分为真性、假性及部分性性早熟3种类型。

1）真性性早熟：由于下丘脑-垂体-性腺轴功能提前启动并且功能亢进所致，在男性可排精，女性可排卵，故可导致生殖能力提前出现。其中，大部分是因下丘脑神经内分泌功能失调所致，称为特发性性早熟。只有少数患儿是因病毒性脑炎、脑膜炎或下丘脑、垂体、松果体部位肿瘤等中枢神经系统的器质性病变所致。

2）假性性早熟：由于体内某个病变部位产生性激素，或摄入外源性性激素，使血液中性激素水平升高，导致生殖器官提早发育、第二性征提早出现，在女孩甚至引起阴道出血。但是，由于血液中存在的大量性激素对下丘脑-垂体产生显著的负反馈抑制作用，患儿的下丘脑-垂体功能并未启动，故并不具备生殖的能力。

3）部分性早熟：大多为单纯的乳房提早发育，而不伴有其他性征的发育。可能与患儿下丘脑稳定的负反馈调节尚未建立，而有卵巢分泌的雌激素和垂体分泌的卵泡刺激素（FSH）一时性的水平增高有关。

(2) 按照患儿性征与性别分类

按照患儿出现的性征与其实际性别是否一致，将性早熟分为同性性早熟和异性性早熟两种类型。

1）同性性早熟：患儿的性征与其实际性别一致，见于大多数性早熟的患儿。

2）异性性早熟：患儿的性征与其实际性别相矛盾，如男孩出现乳房发育等女性化表现，或女孩出现阴蒂肥大、多毛及肌肉发达等男性化表现。

2.1.2 性早熟的病因

(1) 真性性早熟的病因

特发性性早熟 绝大多数的真性性早熟属于特发性性早熟，约占女孩真性性早熟病例的 85％，男孩真性性早熟的 40％。所谓特发性性早熟，是指由于下丘脑的神经内分泌调节功能异常，提早产生过多的促性腺激素释放激素（GnRH），导致下丘脑-垂体-性腺轴功能提前启动，并且功能亢进。

中枢神经系统病变 少数的真性性早熟是因中枢神经系统的器质性病变累及下丘脑-垂体，使之促性腺功能提前活跃，多见于病毒性脑炎、脑膜炎、脑外伤及下丘脑、垂体、松果体等部位的肿瘤，如下丘脑错构瘤、胶质瘤、颅咽管瘤、垂体微腺瘤及松果体瘤等。

原发性甲状腺功能减退 原发性甲状腺功能减退，即"呆小病"的患儿，有的也会发生真性性早熟。主要是由于甲状腺素分泌过少，对中枢的负反馈抑制作用减弱，导致下丘脑促甲状腺素释放激素分泌增多，刺激垂体的泌乳素及促甲状腺素分泌增加，而垂体 FSH 及黄体生成素（LH）的分泌也同时增加。

(2) 假性性早熟的病因

性腺肿瘤 性腺肿瘤会产生大量的性激素，可引起假性性早熟。常见的有卵巢囊肿，是卵巢的一种良性肿瘤。此外，临床上也可见卵巢的恶性肿瘤，如卵巢颗粒细胞癌及卵泡膜细胞瘤。睾丸间质细胞瘤比较少见。

产生促性腺激素的肿瘤 有的肿瘤会产生类似促性腺激素的物质，也可刺激性腺分泌过多的性激素，导致性早熟。但是，由于其下丘脑功能并未启动，故仍属于假性性早熟。临床上较为常见的有绒毛膜上皮癌及畸胎瘤可分泌促性腺激素，肝母细胞瘤可分泌类似黄体生成素样物质。

肾上腺疾患 先天性肾上腺皮质增生症是引起典型假性性早熟的常见疾病。患儿的细胞染色体上发生了基因突变，导致其肾上腺皮质细胞先天性地缺乏合成皮质醇所必需的酶，这就造成其血液中皮质醇的水平低下。由于血液中皮质醇对下丘脑-垂体具有负反馈调节作用，皮质醇水平的持续低下导致垂体分泌的促皮质素显著增加。但是，因为这种患儿合成皮质醇所需的酶存在先天性缺陷，其肾上腺分泌皮质醇并不能因此而增加，从而引起垂体分泌促皮质素持续地增多，于是造成肾上腺皮质显著增生。由于肾上腺还具有合成雄激素——脱氢异雄酮的能力，而且这种患儿的肾上腺合成脱氢异雄酮所需的各种酶并无缺陷，因此增生的肾上腺皮质必然会产生大量的脱氢异雄酮。也就是说，这种患儿体内的雄激素水平异常增多。

脱氢异雄酮是女性体内主要的雄激素，男性体内除此之外，由睾丸产生的睾酮是主要的雄激素。脱氢异雄酮的作用比睾酮弱得多，但是它可促进骨骼的生长，促进毛发特别是阴毛、腋毛的增生，以及阴茎、阴蒂的发育。当体内的脱氢异雄酮自幼即持续性异常增高，在男孩，可引起骨骼生长加速，身高的增长明显超过同龄儿童。但是，由于骨骺提前融合，故成年后其身材明显较矮。患儿的毛发较浓密，阴毛提早出现，阴茎比同龄儿童显著增长、增粗，阴囊的色素也较深，但睾丸则与同龄男孩相当，并不提前增大，也不提早产生精子，故属于假性性早熟。在女孩，除了出现骨骼生长加速，身高增长加快而最终身高较矮外，还可引起不同程度的男性化，表现为体态较粗壮、肌肉较发达、毛发较浓密、声音较低沉、阴蒂显著增大类似阴茎，以及两侧大阴唇有不同程度的相互融合，甚至类似阴囊样，使其外生殖器的性别难辨。但其性腺仍然是卵巢，而非睾丸，故属于假两性畸形，或称为异性性早熟。这种女孩如果没有得到及时正确的治疗，由于体内雄激素的异常增高，往往导致原发性闭经。

除了先天性肾上腺皮质增生症外，肾上腺后天发生疾病如肾上腺肿瘤或增生，若产生过多的性激素，也会导致假性性早熟。但临床上比较少见。

摄入外源性性激素 大量或长期服用含有性激素的药物或食物，或使用含性激素的护肤用品，均可引起血液中性激素的水平上升，导致假性性早熟。这种情况近年来有逐渐增多的趋势。最明显的例子是儿童误服了避孕药。因避孕药是糖衣片，儿童以为是糖果，往往误服 1～2 片即可引起明显的假性性早熟的表现。

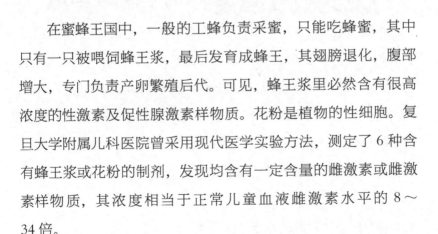

特别提醒

　　如果儿童较长期地服用含有蜂王浆、花粉、鸡胚、蚕蛹或动物初乳等制剂，由于其中含有较多的性激素，甚至促性腺因子，可以引起假性性早熟。这类病例在临床上已屡见不鲜。

　　在蜜蜂王国中，一般的工蜂负责采蜜，只能吃蜂蜜，其中只有一只被喂饲蜂王浆，最后发育成蜂王，其翅膀退化，腹部增大，专门负责产卵繁殖后代。可见，蜂王浆里必然含有很高浓度的性激素及促性腺激素样物质。花粉是植物的性细胞。复旦大学附属儿科医院曾采用现代医学实验方法，测定了 6 种含有蜂王浆或花粉的制剂，发现均含有一定含量的雌激素或雌激素样物质，其浓度相当于正常儿童血液雌激素水平的 8～34 倍。

　　在鸡的胚胎发育中，其各组织、器官的分化均是由激素促进的。蚕蛹是家蚕变态发育过程中的一个阶段，从蚕→蛹→

蛾→产卵→蚕的变态发育过程也是受激素促进的。因此，由鸡胚、蚕蛹的提取物制成的制剂含有较多激素（包括性激素）是可以理解的。

还有动物的初乳，如牛的初乳。所谓初乳是指母牛刚生下小牛后 1 周之内分泌的乳汁，外观呈黄色，其中含有较高的免疫球蛋白、性激素及促性腺激素释放激素相关肽，还有其他一些生物活性物质。1 周以后则逐渐分泌成熟乳，外观呈白色，人乳与此相似。每个婴儿或小牛在生理情况下只有在出生后 1 周内能吸吮到初乳。如果将初乳的提取物长期给儿童服用，显然不符合生理要求，由于其含有少量的性激素，特别是促性腺激素释放激素类物质，可能会导致假性性早熟。

McCune-Albright 综合征 是一种典型的假性性早熟。患儿的细胞染色体上发生了基因突变，导致细胞膜上的 G 蛋白发生结构异常。G 蛋白是细胞信息传递的中间环节，当其结构及功能出现异常时，会引起体内多种内分泌腺功能异常，在卵巢会产生黄体化滤泡囊肿，可自主性地产生过多的雌激素，导致假性性早熟。此外，患儿的骨骼会发生局灶性纤维结构不良，皮肤可出现牛奶咖啡样的色素斑。

（3）部分性早熟的病因

单纯性乳房早发育 由于患儿的下丘脑稳定的负反馈调节尚未建立，当卵巢分泌的雌激素增多时，垂体卵泡刺激素的分泌无明显减少，造成一时性的血液雌激素水平及 FSH 水平均增高。此外，摄入外源性性激素也可能在一段时间里仅引起单纯乳房早发育，时间久了才导致内生殖器官的异常发育。

单纯性阴毛早现 由于患儿的肾上腺皮质过早地分泌脱氢异雄酮，或与阴毛、腋毛的毛囊上的受体对脱氢异雄酮过早敏感有关。

2.1.3 性早熟发病率上升的可能因素

近年来，儿童性早熟的发病率明显上升，已成为最常见的小儿内分泌疾病之一。复旦大学公共卫生学院儿童少年卫生教研室与复旦大学附属儿科医院联合进行的临床流行病学调查显示，目前上海地区儿童性早熟的发病率为 1‰，即上海地区现有性早熟患儿约 3 万人，仅次于肥胖症，居小儿内分泌疾病的第 2 位。根据复旦大学附属儿科医院十多年来对大量性早熟患儿的观察与分析，认为促使当前儿童性早熟发病率上升的可能因素有如下几种。

(1) 生长发育的长期加速趋势

前文已经提到，这一代儿童由于营养改善、家庭生活条件优越、疾病减少等环境因素的作用，使其生长发育的潜力能充分地表达出来，从而出现了生长发育的加速趋势，导致这一代儿童及青少年普遍地比上一代身高增长明显，性发育及性成熟提前，这是目前我国的社会经济快速发展的反映，属于正常现象。

由于人群的青春发育时相存在显著的个体差异，如果青春发育过于提前，则会导致性早熟。上一代或上两代人，乳房发育大多在 12～13 岁开始，月经初潮则大多在 15～16 岁出现，而这一代孩子于 10 岁开始乳房发育，12～13 岁出现月经初潮属于正常范畴。但如果在 8 岁以前开始乳房发育，10 岁以前出现月经初潮，则诊断为性早熟。在整个一代人生长发育加速的趋势和背景下，这些青春发育过于提前的个体数量也自然会相应增多，这可能是当前儿童真性性早熟发病率上升的主要因素之一。

（2）环境内分泌干扰物的影响

近年来，国外有大量文献报道，由洗涤剂、农药及塑料工业向环境排放的物质及其分解产物，可在自然界产生一系列的环境内分泌干扰物。如洗涤剂中的烷基化苯酚类、制造塑料制品过程中使用的添加剂、增塑剂（邻苯二甲酸酯类）及双酚类物质等，多达 70 余种，这些物质每天均大量地排放至生活环境中。此外，有机氯农药虽然目前已很少使用，但是以往的大量使用，至今在土壤、水及植物中的农药残毒量仍然较高。在自然界中，这些内分泌干扰物的化学结构分解到一定程度后，均被发现具有雌激素样的活性。它们在自然界的浓度虽低，但是相互间的联合协同作用却很强。若经过某些途径如污染水源、食物或经皮肤吸收，或被儿童摄入，即可与生殖器官上的雌激素受体结合，引起生殖器官及骨骼的发育异常。因此，环境内分泌干扰物可作为假性性早熟的直接病因。而对于下丘脑-垂体-性腺轴功能提前启动的真性性早熟患儿来说，环境内分泌干扰物则可成为其发病的重要促进因素，也是当前儿童性早熟发病率明显上升的主要因素之一。如果在胚胎早期受到此类物质的作用，还可导致性别分化障碍。

环境内分泌干扰物不仅可引起儿童发生性早熟，还可在多方面对人类的健康产生不良影响，如可引起癌症的发病率增高、使男性的精子数量及活性下降、削弱免疫系统功能等，甚至还会导致自然界生态平衡的紊乱。为此，应该引起人们足够的重视，并积极地研究和制定有效的防治对策。

(3) 摄入含有性激素的食物或药物

近年来，各种"营养品""滋补品"争相上市，其适用对象应为成人，尤其是中老年人。但是，不少家长错误地将其作为健康投资，给年幼的儿童也长期服用。已经证实，蜂王浆、花粉、鸡胚、蚕蛹等制剂中均存在较多的性激素，甚至有促性腺激素样物质。如果长期大量服用，可引起性激素水平上升，导致假性性早熟。对于下丘脑-垂体-性腺轴功能提前启动的真性性早熟患儿来说，也可成为其发病的重要促进因素。此外，近年来因误服避孕药导致假性性早熟的病例在临床上已屡见不鲜，这种情况尤以农村发生较多。

（4）社会心理因素的影响

目前，在社会的各种传播媒体如电视、电影、报纸、杂志等与性有关的内容比以往显著增多，儿童不自主地耳濡目染受到影响，普遍地比上一代人"开化"较早。由于大脑皮质与掌管青春发育的下丘脑之间存在丰富的神经联系，所以可能会造成下丘脑-垂体-性腺轴的功能启动相应提前。

2.2　性早熟的临床表现

2.2.1　真性性早熟的临床表现

（1）特发性性早熟

以女孩多见，占女孩真性性早熟的 85％，男孩真性性早熟的 40％。部分患儿有家族性。绝大多数在 4～8 岁出现临床表现，但也有婴儿期发病者。

发育顺序与正常青春发育者相似，但青春发育提前并加速。女孩首先出现乳房发育，可伴有触痛，继而外生殖器发育、阴道分泌物增多及阴毛生长，然后月经来潮和出现腋毛。开始多为不规则阴道出血，也无排卵，以后逐渐过渡到规则的周期性月经，故有妊娠的可能。正常女孩 10 周岁开始乳房发育，要到 12.5～13 周岁才出现月经初潮。

> 特发性性早熟的女孩，如果 8 周岁开始乳房发育的话，往往 9 周岁半至 10 周岁即出现月经初潮，说明青春发育不仅提前，而且青春发育时相也缩短，青春发育明显加速。男孩首先出现睾丸及阴茎增大，以后可有阴茎勃起及排精，并出现阴毛、痤疮和变声。其青春发育不仅提前，并且加速，发育时相缩短。

在性发育的同时，患儿的骨骼生长加速，骨骺提前融合，故暂时较同龄儿童更高，但成年后其身材往往较正常人矮小，约有 1/2 的患儿最终身高不足 150 厘米（见插页图 1、插页图 2）。患儿的智能及心理状态则与其实际年龄相称。不同患儿的临床表现及其发展速度的快慢可有较大差异。

(2) 中枢神经系统病变所致真性性早熟

病毒性脑炎、脑膜炎、脑外伤 患儿有病毒性脑炎、脑膜炎或脑外伤的病史，经过治疗原发性疾病往往已经痊愈，但过一段时间后患儿却出现了性早熟的症状。这是由于当时的原发性疾病累及到下丘脑-垂体，使之促性腺功能提前活跃所致。

颅内肿瘤 男孩远多于女孩。往往先出现性早熟的临床表现，至病情发展到一定的阶段方出现中枢占位性症状，故应引起家长的警惕。如果一个男孩，9周岁之前就出现睾丸、阴茎增大，甚至阴毛早现、变声等性早熟表现，应该及时做头颅磁共振检查，需排除下丘脑、垂体、松果体部位肿瘤的可能（见插页图3～插页图5）。女孩如果性早熟症状出现较早、病情进展迅速，也应考虑下丘脑-垂体部位肿瘤的可能。导致性早熟的颅内肿瘤由于大多累及下丘脑，故患儿常可伴有多饮、多尿、过食、肥胖等下丘脑功能紊乱的表现（见插页图6～插页图8）。

原发性甲状腺功能减退 有原发性甲状腺功能减退的患儿，女孩可提早出现乳房发育，男孩可提前出现睾丸增大。但是，这些患儿均有原发性疾病特有的临床表现，如怕冷、乏力、少动、纳差、便秘、水肿、贫血、皮肤粗糙、反应迟钝、智能低下等，体格发育不仅不加速，反而明显落后，骨龄延迟。因此，遇到性征发育提前，但身材却较同龄儿童还矮小、体格发育落后的患儿应考虑到本病的可能。应及时检查甲状腺功能，以明确诊断。给予甲状腺素替代治疗后，性征的表现会消退。

2.2.2 假性性早熟的临床表现

(1) 卵巢肿瘤

因肿瘤细胞自律性地分泌大量的雌激素，导致患儿乳房发育，乳晕及小阴唇有明显的色素沉着，呈深褐色，这是假性性早熟的一种特征性的变化。阴道分泌物增多，并可有不规则的阴道出血。肿瘤切除后，阴道出血停止，第二性征可完全消退。小儿的卵巢囊肿大多可逐渐自行消退，但是有再发的可能。如果持续不退，逐渐增大，日后可成为成年期卵巢囊肿，需手术治疗（见插页图9~插页图11）。

(2) 先天性肾上腺皮质增生症

本病虽然在刚出生的新生儿期就有一些特征性表现，但如果没有及早确诊而延误治疗的话，患儿体内就会持续存在由肾上腺皮质产生的雄激素——脱氢异雄酮的异常增高。在男孩，可引致骨骼生长加速，身高的增长明显超过同龄儿童。由于骨骺提前融合，故成年后其身材明显较矮，体态粗壮。患儿的毛发较浓密，阴毛提早出现，阴茎比同龄儿童显著增长、增粗，易勃起，阴囊的色素也较深。但是，睾丸并不增大，与同年龄男孩相当，也不提前排精。在女孩，除了骨骼增长加速，身高增长加快而最终身材较矮以外，还可引起不同程度的男性化，表现为体态较粗壮，肌肉较发达，毛发较浓密，声音较低沉，阴蒂明显增大，类似阴茎，而两侧大阴唇不同程度地相互融合，甚至类似阴囊样，使其外生殖器的性别难辩。但是，其性腺仍然是卵巢，而非睾丸，故属于假两性畸形，并伴有原发性闭经。

(3) 摄入外源性性激素

误服避孕药会导致典型的假性性早熟表现。往往误服 1～2 片避孕药，在女孩就会引起乳房增大，乳晕及小阴唇显著的色素沉着，呈深褐色，阴道分泌物增多，甚至出现不规则阴道出血。在男孩，也可引起乳房增大，乳晕色素沉着，但睾丸、阴茎并不增大。

> 服用含有蜂王浆、花粉、鸡胚、蚕蛹或动物初乳等制剂后，表面上看来孩子食欲增加、精神活跃、生长加速，殊不知这是激素异常刺激的结果。如果长期大量服用，在女孩也会引起乳房增大，乳晕色素变深，阴道分泌物增多，甚至出现不规则阴道出血。而在男孩可引起乳房增大，乳晕色素变深，有的还会导致睾丸、阴茎增大（见插页图 12～插页图 23）。

小儿服用含有上述物质的制剂后，是否出现假性性早熟，除了与摄入量的多少及时间长短有关外，还与小儿本身的体质有密切关系。不少小儿服后并无异常表现，这主要是由于儿童时期体内自身的性激素水平极低，生殖器官处于未发育的幼稚状态。如果摄入的性激素量较少、时间短，往往不足以引起性早熟，更不至于对身高的增长产生不良的影响。而那些产生了假性性早熟的患儿，除了摄入的性激素量较多、时间较长外，还可能与机体对此类制剂中所含性激素和促性腺激素样物质的敏感性较高有关。

（4）McCune-Albright 综合征

患儿几乎均为女孩，乳房增大，乳晕色素增深，外生殖器发育，常有不规则阴道出血。此外，可有单侧或双侧多发性骨纤维结构不良， X 线片显示骨质有局灶性的毛玻璃样改变。如果面部的骨骼受累，可引起面部两侧不对称。四肢长骨受累时，同侧肢体的皮肤有片状棕褐色的色素沉着（牛奶咖啡斑）。患儿常伴有多种内分泌腺的功能异常，如结节性甲状腺肿、结节性肾上腺皮质增生，以及垂体的生长激素、泌乳素分泌过多等（见插页图 24～插页图 27）。

2.2.3 ◀ 部分性性早熟的临床表现

（1）单纯性乳房早发育

临床上相当多见。以女孩为主，多为 4 岁以前出现，2 岁以下更多。乳房增大，但是乳头、乳晕不增大，也无色素沉着，不伴有其他性征发育，也不出现生长加速。病程呈自限性，大多于数月或数年内回缩，或持续存在。个别患儿可发展为真性性早熟（见插页图 28、插页图 29）。

(2) 单纯性阴毛早现

多为女孩，自 5～6 岁即有阴毛、腋毛出现，可伴有生长加速，但是无其他性征发育。临床上比较少见。

2.3 性早熟的诊断与鉴别诊断

2.3.1 早期识别儿童性早熟的重要性

临床上常常遇到不少家长由于缺乏对孩子青春发育规律的认识，当女孩出现月经初潮时，男孩出现胡须、阴毛和变声时，才想到是不是患了性早熟，于是急忙带着孩子来门诊求医。前文已经讲过，女孩月经初潮来临，男孩出现胡须、阴毛和变声都是进入青春发育后期阶段的标志，也表明身高的快速增长期已结束，进入了减慢增长期。这个时候才来就医，实际上为时已晚，已经错过了最佳的治疗时机。由于病程已比较长、病情比较重，治疗后的疗效就比较差，而且身高的增长已经在走下坡路，此时才开始治疗，对最终身高的改善就十分有限。

必须提醒家长注意

平时应多关心您的孩子，一旦发现女孩未到青春发育年龄乳房提前增大、身高增长加速；男孩提前出现睾丸和阴茎增大、身高增长加速，都应该及时来医院请有经验的儿科内分泌医师进行诊治，以免错过最佳的治疗时机。

2.3.2 性早熟的诊断标准

女孩于8周岁以前、男孩于9周岁以前出现性征，或女孩月经初潮发生在10周岁以前，即可诊断为性早熟。

2.3.3 性早熟的诊断方法

对性征过早出现的患儿，应详细询问病史、做全面的体格检查，并选择进行有关的实验室检查，以区分性早熟的类型，并判断病情的严重程度。在治疗过程中，还应定期重复进行体格检查及有关的实验室检查，以评价疗效，并指导治疗方案的调整。

(1) 询问病史

应向家长详细询问患儿性征开始出现的时间及进展的情况；既往有无中枢神经系统疾患，当时的治疗和以后的恢复情况；是否服用过含有性激素的药物或食物，以及服用的数量和时间长短；询问父母的青春发育年龄、家族中是否有性早熟的患者及其发病情况等。

(2) 体格检查

准确测量身高、体重，并观察患儿的体态发育情况。根据外生殖器官及第二性征的发育情况，首先判断是同性性早熟还是异性性早熟，并按照性征的发育程度作出病情严重程度的判断。

(3) 乳房的测量

乳房的测量包括乳房外观大小的测量及乳腺组织大小的测量。乳腺组织的发育直接受激素尤其是雌激素、孕激素及泌乳素的影响，其发育程度能够较好地反映体内这些激素的水平，所以乳腺组织大小的测量对判断性发育的程度很有价值；在治疗过程中随访乳腺组织大小的变化，对疗效的考核及药物剂量的调整都具有指导意义。乳房外观的大小除了受乳腺组织大小的影响外，更主要的还受乳房中脂肪组织含量的影响。临床上常可见到尚未青春发育的单纯性肥胖儿童，乳房外观也可较大，但其主要由脂肪组织堆积所致，乳房内无明显的乳腺组织可触及。此外，性早熟患儿经过有效治疗后，乳腺组织可明显变软、缩小，甚至消退，被脂肪组织替代，但其乳房的外观大小往往无明显变化或仅略有缩小。因此，在判断性发育的程度、考核疗效，以及鉴别诊断时均应以乳腺组织大小的测量为准。

(4) 下丘脑-垂体-性腺轴功能的测定

血液性激素水平的测定 性激素的水平与性发育的程度密切相关。性早熟患儿的性激素水平较正常同龄儿显著升高，而且病情越重，性激素水平越高。性腺肿瘤者，性激素水平往往明显增高，如先天性肾上腺皮质增生症，血液 17α 羟孕酮及尿液 17 酮类固醇均显著升高。由于这类患儿的细胞染色体上发生了基因突变，导致肾上腺皮质细胞先天性缺乏合成皮质醇所必需的酶，造成 17α 羟孕酮在血液中堆积。此外，这种患儿的血液脱氢异雄酮也会异常增高，而脱氢异雄酮经过身体的新陈代谢，会变成尿液中的 17 酮类固醇，所以患儿尿 17 酮类固醇也会显著升高。

血液及尿液促性腺激素水平的测定 测定促性腺激素水平对鉴别诊断真性和假性性早熟的意义较大。真性性早熟患儿血液促性腺激素水平升高；假性性早熟患儿由于血液中大量性激素对下丘脑-垂体的负反馈抑制作用，使其血液促性腺激素的水平明显低下；而分泌促性腺激素肿瘤者，则血液促性腺激素水平显著升高。在青春期的早期阶段，垂体分泌促性腺激素，尤其是 LH 的特点是夜间睡眠时才出现阵发性脉冲式释放。因此，一次血液标本特别是白天抽取的一次血液标本，往往不能反映其真正的促性激素分泌水平。如果能留取 24 小时尿液或夜间 12 小时的尿液标本来测定其促性腺激素水平，则临床意义较大。

促性腺激素释放激素（GnRH）兴奋试验 体内的 GnRH 由下丘脑的神经分泌细胞所产生，能促进垂体分泌促性腺激素。临床上可采用人工合成的 GnRH，从静脉注射入体内，能够显著地促进垂体内贮存的促性腺激素的释放，通过测定注射前及注射后血液中促性腺激素的水平变化，可反映垂体促性腺激素的贮备状况，对鉴别诊断真性及假性性早熟很有价值。真性性早熟患儿注射 GnRH 后 15～30 分钟，血液 FSH、LH 水平会成倍升高，而假性性早熟患儿无反应，单纯性乳房早发育患儿仅稍有升高。

(5) 盆腔 B 超检查

> 　　盆腔 B 超检查对判断子宫、卵巢的发育程度及确定卵巢有无占位性病变十分有价值。

- B 超检查可观察子宫的形态，青春期前未发育的子宫呈管型；青春发育后，子宫体逐渐增大；青春后期子宫发育已接近成人的形态，呈琵琶型。

- B 超还可测定子宫的长、宽及厚径，卵巢的长、宽径，由此可计算子宫及卵巢的体积。

- B 超可观察卵巢内卵泡的直径及数目。如果卵巢内出现数个大于 0.4 厘米的卵泡，即表示青春发动已开始；卵泡直径大于 1.5 厘米，则即将排卵。据此可判定患儿病情的严重程度。

- B 超还可用来考核疗效及调整治疗方案。经过有效的治疗，子宫、卵巢的体积会回缩，增大的卵泡也会消退。

- B 超也可用来准确地判定有无卵巢囊肿或实体性肿瘤等占位性病灶。

(6) 骨骼发育指标检测

骨龄　骨龄是指骨骼的发育年龄，通常是根据 X 线片上左手掌指骨、腕骨及桡尺骨下端的骨化中心的发育程度来估算的，代表骨骼的成熟程度。在儿童期及青春期，在正常情况下骨骼的增长与实际年龄的增长是一致的。

真性性早熟及先天性肾上腺皮质增生症的患儿，由于骨骼生长异常加速，骨龄往往较实际年龄提前。单纯性乳房早发育的患儿骨龄不会提前，而原发性甲状腺功能减退患儿的骨龄显著落后。

判断患儿的生长潜力

根据 X 线片上的骨骺软骨板的宽度，如末节指骨（也就是手指尖的那一节）的骨骺软骨板变窄，即其骨干与骨骺接近融合时，标志着身高的快速增长期结束，进入了减慢增长期。当手臂桡尺骨的骨骺软骨板消失、骨干与骨骺融合时，表明四肢的长度已不再增长，也就是说身高的增长已基本停止，至多脊柱即坐高还能增长 1～2 厘米。

骨矿含量及骨密度 通常以双能 X 线骨密度仪测定桡尺骨中下 1/3 交界处的骨组织而得到骨矿含量及骨密度，是骨骼中矿物质（主要是钙和磷的沉积状况）的定量指标。通俗地讲，它可反映骨骼的质地，在儿童期及青春期能够比较精确地反映骨骼的发育及成熟状态。正常儿童的骨矿含量及骨密度随着年龄而增长，在青春期生长突增的阶段显著增高，出现增长速率的峰值。真性性早熟患儿的骨矿含量及骨密度大多较同龄儿童显著增高，提前出现这种增长速率的峰值，且病情越重、病程越长，增高也越显著。经过有效的治疗，随着病情的缓解，患儿的骨矿含量及骨密度会有所下降。

骨钙素　骨钙素是骨骼成骨细胞分泌的一种物质，主要的生理功能是促进骨组织矿物质沉积并正常钙化，从而促进骨骼的成熟。血清骨钙素水平是儿童骨骼生长发育的一个灵敏的指标，可反映成骨细胞特别是新形成的成骨细胞的功能活动状态。正常儿童的血清骨钙素水平随着年龄而增高，在青春期生长突增阶段出现增高的峰值。真性性早熟患儿的血清骨钙素水平提前出现青春期才有的典型升高，经过有效的治疗，患儿的血清骨钙素水平会有所下降。

(7) 头颅磁共振成像 (MRI)

头颅 MRI 检查　具有多方位成像，不受骨骼伪影干扰，对软组织有良好的分辨率等优点，能清楚显示下丘脑、垂体、松果体及其邻近部位的病变。如果采用顺磁性造影剂，能更进一步提高对微细病变的检出率，因此是目前诊断下丘脑、垂体疾病最理想的影像检查技术，对器质性病变所致真性性早熟的病因诊断，如下丘脑错构瘤、垂体微腺瘤、松果体瘤等的确诊很有价值。

头颅 X 线断层扫描（CT）检查 由于可引起儿童垂体的放射性损伤，尤其是处于青春发育阶段的垂体对放射线更敏感；此外，骨骼伪影可明显地干扰软组织病变的判断。因此，如果性早熟患儿疑为下丘脑、垂体、松果体或邻近部位病变所致者，应做头颅 MRI 检查，而不宜做头颅 CT 检查。

(8) 其他检查

肾上腺 B 超及放射性核素显像检查有利于肾上腺皮质增生及肿瘤的诊断，长骨 X 线摄片可鉴别多发性骨纤维结构不良。

2.3.4 性早熟的鉴别诊断

通过上述病史的询问、体格检查及各项实验室的检查，可对性早熟的类型作出鉴别诊断，并进一步确定其病因是特发性的还是器质性的。

(1) 真性性早熟的临床特征

真性性早熟患儿的血液及尿液性激素和促性腺激素水平显著升高，GnRH 兴奋试验呈显著升高反应，子宫和卵巢均较同龄儿童增大，骨龄提前，骨矿含量、骨密度及骨钙素均显著升高。

(2) 假性性早熟的临床特征

假性性早熟患儿的血液性激素水平往往显著升高，而促性腺激素水平降低，GnRH 兴奋试验无反应，子宫和卵巢增大，或卵巢、肾上腺有占位性病变，大多乳晕及小阴唇或阴囊的色素明显较深。

(3) 单纯性乳房早发育的临床特征

单纯性乳房早发育患儿的子宫和卵巢不大，骨龄不提前，GnRH 兴奋试验仅稍有增高。

2.4　性早熟的治疗

2.4.1　早期治疗儿童性早熟的必要性

儿童性早熟治疗的早晚与疗效有着密切的关系。病程较短、病情较轻的，治疗效果好，对最终身高的改善明显。前文已提到，家长一旦发现女孩未到青春发育的年龄乳房提前增大，身高增长加速，男孩提前出现睾丸、阴茎增大，身高增长加速，就应及时来医院诊治，以免错过最佳的治疗时机。

真性性早熟如果不经治疗，绝大多数患儿的病情呈进行性发展；隔一段时间复查时，往往发现性征及生殖器官的发育更为明显，骨骼发育的加速及骨龄的提前更为加剧。由于患儿的青春发育不仅提前而且加速，时相缩短，所以女孩在乳房开始发育后，往往仅1年半至2年的时间即会出现月经初潮。此时才开始治疗，不仅疗效较差，而且对最终身高的改善也十分有限。因此，对确诊为真性性早熟的患儿，应该及时给予有效的治疗，才能使性征、生殖器官及骨骼的提前发育得到有效的控制，最终身高得到明显改善。

2.4.2　治疗性早熟的常用药物

（1）促性腺激素释放激素拟似剂（GnRH agonist）

药理作用　这是目前治疗真性性早熟，特别是特发性性早熟最有效的药物。这类药物与下丘脑天然的促性腺激素释放激素（GnRH）的化学结构相似，但其作用更强，维持的时间也更长。使用这类药物后，在短期内（2～3周）垂体分泌的促性腺激素会有所增加，但约1个月后反而会使之显著减少；如果持续使用，可使垂体促性腺激素的分泌维持在很低的水平，从而使性腺分泌的性激素水平明显下降，性征消退，并能有效地延缓骨骼的成熟，防止骨骺的过早融合，有利于改善患儿的最终身高。然而，这类药物对垂体分泌的促性腺激素的这种抑制作用具有高度可逆性，停药2～3个月，其抑制作用即会逐渐消失，故对患儿以后的青春发育无不良后作用。

用药方式 这类药物早期的制剂需每日皮下注射，或从鼻腔吸入给药。后来经药剂学家的努力，研制出长效的制剂，即将药物包裹在千万个非常微小的囊里，注射到人体肌肉后缓慢地、持续地释放药物，有效血药浓度可维持1~2个月，这样可简化为每月肌内注射一次即可，较为方便。近年来，更进一步研制出埋植于上臂皮下的长效制剂，可维持至少1年的疗效。这些制剂的疗程需根据患儿的病情严重程度、病程的长短及开始治疗时的年龄来确定，一般应连续治疗数月至数年，直到接近正常青春发育的年龄为止。

常用药物 目前，在国内临床上常使用的有3种，即亮丙瑞林（抑那通，Enantone）、曲普瑞林（达必佳，Decapeptyl）、达菲林（Dipherelin）。20余年的临床应用证明，这3种制剂治疗儿童性早熟的疗效都很满意，也无明显的不良反应，但价格比较昂贵。

不良反应 对病情较重、病程较长、子宫和卵巢已显著增大的患儿，在刚开始注射第1~3针时可能会出现阴道出血。主要原因是这种患儿子宫内膜已有一定厚度，当注射入体内的药物起作用后，卵巢分泌的雌激素水平显著下降，原先已增厚的子宫内膜因得不到雌激素的支持而逐渐脱落，引起阴道出血。这并不是病情恶化，是治疗有效的临床表现。经过数天，阴道出血会自行停止。注射到第2~3针后可能会再次出现阴道出血，但出血量往往较第一次明显减少。待治疗到体内雌激素降到较低水平时，子宫明显缩小、子宫内膜变薄后，即不再继续有阴道出血。

(2) 安宫黄体酮（Provera)

安宫黄体酮的化学结构与卵巢内的黄体分泌的黄体酮相似，但作用较强，作用持续时间也较长。口服或肌内注射后，能够通过对垂体的负反馈调节作用，抑制垂体分泌促性腺激素，从而使性腺分泌的性激素水平降低，促使性征消退，在女孩还可以中止月经来潮。

对于病程较长、病情较重、子宫和卵巢已显著增大的患儿，在开始治疗的第 1～3 个月内也会引起阴道出血，其原因也是治疗后体内雌激素水平下降所致，并不是病情恶化，而是治疗有效的临床表现。甲地孕酮（Megestrol）比安宫黄体酮的作用更强，故可用较小的剂量达到更好的临床疗效。

这两种药物的主要缺点是对减缓骨骼成熟、控制骨骼生长加速无明显效果，故不能防止身材矮小。此外，由于这两种药物都有轻微的类似肾上腺皮质激素的作用，所以长期口服后会引起食欲增加，部分患儿会出现体重增加。这两种药对垂体分泌促性腺激素的抑制作用呈高度可逆性，停药 2～3 个月，其抑制作用即会逐渐消失，故对患儿以后的青春发育无不良后作用。

(3) 达那唑（Danazol）

达那唑的化学结构与睾丸分泌的睾酮相似，但作用性质有所不同。口服后能够通过对垂体的负反馈调节作用，抑制垂体产生促性腺激素，从而使性腺分泌的性激素水平降低，促使性征消退，在女孩还可中止月经来潮。

达那唑的主要缺点是有轻度的雄激素作用，可导致多毛症，尤其在女孩，体毛增多，阴毛的增生与乳房发育不平衡，并促使痤疮增多，声带增厚而音调低沉，还可引起体重增加，并有潜在的肝脏毒性作用。由于这些不良反应，故限制了它在临床上特别是女性患儿的应用。

(4) 环丙氯地孕酮（Androcur）

该药是一种抗雄激素药，能与雄激素竞争与敏感细胞的结合，而起对抗作用。此外，还可通过对垂体的负反馈调节作用，抑制垂体产生促性腺激素，从而使性腺分泌的性激素水平降低，促使性征消退。对骨龄小于 11 岁的患儿还有减慢骨骼生长及延缓骨骼成熟的作用。本药有轻微的类似肾上腺皮质激素的作用，故长期服用后也会引起体重增加及垂体的促肾上腺皮质功能受抑制。该药主要适用于男孩性早熟的治疗。

(5) 睾内酯（Testolactone）

该药可抑制卵巢内合成雌激素所需酶的活性，使雌激素的产生减少，血液中雌激素的水平降低，可用于假性性早熟的治疗。临床上可有效地治疗 McCune-Albright 综合征，治疗期间血液中雌激素水平下降，子宫和卵巢回缩，月经中止，骨骼成熟延缓。

(6) 肾上腺皮质激素

先天性肾上腺皮质增生症引致的假性性早熟患儿，由于基因突变，其肾上腺先天性缺乏合成皮质醇和醛固酮的能力，引起女孩的假两性畸形，男孩的假性性早熟。临床上目前还无法实现对这种患儿的基因治疗，无法从根本上纠正其先天性的缺陷。

但是，可以采用与皮质醇、醛固酮的化学结构相同或类似的药物来作替代治疗，可以在一定程度上纠正由于体内缺乏皮质醇及醛固酮所造成的一系列异常。

氢化可的松（Cortef） 其化学结构与皮质醇完全相同，是最符合生理情况的理想替代品。

可的松（Cortisone） 也可用作替代治疗，但其化学结构与天然的皮质醇不完全相同，在体内转变为氢化可的松才能起作用，故其效价比氢化可的松低。

泼尼松（Prednisone）和地塞米松（Dexamethasone） 其药理作用比氢化可的松要强得多，也可用来替代治疗。但是，这两种药物作用的侧重点与氢化可的松不同，不能完全纠正由于皮质醇缺乏所造成的各种异常，因此不是十分理想的替代品。

氟氢可的松（Florinef） 在体内可模拟醛固酮的主要生理作用，且作用的持续时间比醛固酮要长，是目前临床上比较理想的醛固酮替代品。

醋酸脱氧皮质酮（DOCA） 可用于替代治疗，但效价比较低，且需肌内注射，所以不如氟氢可的松理想。

(7) 中药

从中医角度来看，也就是说按中医的诊断方法——辨证来看，几乎每个性早熟的患儿都存在不同程度的"阴虚火旺"征象，且大多十分显著。通俗地讲，就是大多数性早熟患儿"内热比较重"，临床上表现为患儿大多都有怕热、口渴、面红升火、烦躁易怒、五心烦热（手足心发热、胸口发热）、盗汗（晚上睡着时出汗）、便秘等症状。

根据临床上给大量性早熟患儿辨证所得出的规律，中医认为患儿之所以发生性早熟，是由于体内自身调节的不平衡——"肾阴虚而相火旺"所致。这里所说的"肾"，不是指西医所说的肾脏，而是指人体的神经内分泌调节系统，包括下丘脑-垂体-性腺轴、下丘脑-垂体-肾上腺轴等。所谓"肾阴虚而相火旺"，实质上就是这些调节轴的功能比较亢进，尚未达到青春发育的年龄就提前启动，而引起性早熟。

按照中医辨证的规律，制订相应的治疗原则，就是采用"滋肾阴、泻相火"的方法，常用的中药如生地、炙龟板、黄柏、知母等，常用的中成药如大补阴丸、知柏地黄丸等。临床实践证明，滋肾阴泻相火的中药对病程较短、病情较轻的患儿疗效较好，不仅可使性征消退，而且可明显地延缓骨骼的成熟，从而可防止骨骺过早融合，改善患儿的最终身高。

当患儿到了正常青春发育的年龄时，则改用"益肾填精"的中药，使其下丘脑-垂体-性腺轴的功能重新启动，血液中的促性腺激素及性激素的水平上升，促使生殖器官及性征的正常发育。常用的中药如熟地、龟板胶、淫羊藿、鹿角胶等，常用的中成药如左归丸、右归丸等。此外，还可用调整月经的中药，促使下丘脑-垂体-性腺轴正反馈调节的成熟，从而较快地建立起规则的月经周期。

(8) 生长激素

目前采用的生长激素是基因重组的生长激素，也就是采用基因工程技术将人生长激素的基因植入到一种增殖很快的细菌——大肠埃希菌基因里，让这种细菌能够合成并分泌基因重组的生长激素，这种生长激素与人的垂体分泌的生长激素在化学结构上是完全相同的。由于这种细菌增殖速度很快，所以合成分泌的生长激素产量很高。生长激素能够刺激骨骺软骨板的细胞分裂增殖，促进四肢长骨的纵向生长，从而促进身高的增长。垂体分泌生长激素的显著特点也是在夜间睡眠时才出现阵发性脉冲式释放。为了模拟垂体分泌生长激素的模式，以达到促进身高增长的最佳效果，临床上均采用每天晚上临睡前皮下注射生长激素的给药方式，注射的部位可选择腹壁、臀部或大腿的皮下，每次的注射位置应与上一次的间隔1厘米左右。

近年来，又进一步研制出可每周注射一次长效制剂，临床应用证明其促进身高增长的作用也很显著，而注射的次数则明显减少，大大减轻了频繁注射给患儿带来的痛苦，也减少了家长每晚给患儿注射的麻烦。

采用促性腺激素释放激素拟似剂治疗的患儿，骨骼成熟会延缓，骨骺融合会延迟，这对于那些骨龄显著提前的患儿，无疑为身高的增长争取了宝贵的时间，对最终身高的改善是有利的。但是，促性腺激素释放激素拟似剂的使用又会使患儿垂体分泌生长激素的量减少，从而导致其身高增长的速度减慢，对最终身高的改善又有不利的一面。为了既延长身高增长的时间，又使身高增长的速度不明显减慢，以充分发挥患儿身高增长的潜力，理想的治疗方案是联合使用促性腺激素释放激素拟似剂及生长激素。临床实践证明，两者联合治疗对改善性早熟患儿的身高确有明显效果。

重要提示

近年来，复旦大学附属儿科医院的研究及临床应用证实，口服精氨酸可明显促进垂体分泌生长激素，使血液中生长激素的水平升高，刺激骨骺软骨板的细胞分裂增殖，从而促进身高的增长。

还有研究证实，口服 γ -氨基丁酸（GABA）既可促进垂体分泌生长激素，又可抑制下丘脑-垂体-性腺轴的功能活动。因此，临床上应用 γ -氨基丁酸制剂治疗性发育提前而身高增长又不理想的患儿，既可起到显著促进身高增长的作用，而又无加速性发育之虞。因此，口服精氨酸及 γ -氨基丁酸制剂不失为两种有效的辅助治疗手段。

目前，临床上对于那些生殖器官及性征的发育明显提前，而身高、身高增长速度或骨矿含量、骨密度的测定值又低于同年龄儿童的性早熟患儿，采用促性腺激素释放激素拟似剂或滋肾阴泻相火中药治疗存在明显的矛盾，会使身高增长的减慢更为显著。如果采用基因重组生长激素或精氨酸、γ -氨基丁酸制剂与其联合治疗，往往会收到明显改善身高增长的作用。

采用基因重组生长激素或精氨酸、γ-氨基丁酸促进身高增长同样必须强调早期治疗的必要性。只有在患儿正处于快速增长期，其骨骺软骨板尚有一定的宽度，存在足够的生长潜力时，才能起到比较明显的促进作用。如果女孩月经初潮来临，男孩出现胡须、喉结和变声，身高已进入减缓增长期，其骨骺软骨板已近消失，骨干与骨骺即将融合，身高增长的潜力已所剩无几者，生长激素与精氨酸、γ-氨基丁酸的促进作用也就十分有限了。

(9) 钙剂及维生素 D

在青春期生长突增的阶段，骨矿含量及骨密度显著增高，出现增长速率的峰值。也就是说，此时骨骼里钙质的沉积显著增加，骨骼的质地显著改善。临床研究表明，真性性早熟的患儿骨矿含量及骨密度大多较同龄儿童显著增高，提前出现增长速率的峰值。但是，约有1/3的真性性早熟患儿，其骨矿含量及骨密度却低于同龄儿童，说明这部分患儿骨骼的钙质沉积明显不足，骨骼的质地显著较差。其主要原因是这些患儿由于性发育的提前，骨骼生长加速，对钙及维生素 D 的需要量明显增加。但是，平时在饮食中钙质和维生素 D 的摄入又明显不足所致。

对于这部分患儿，应该及时给予足量的钙剂和维生素 D 治疗，以改善其骨质的发育。维生素 D 能够促进小肠黏膜细胞合成一种钙结合蛋白，作为钙的载体，将钙质主动吸收并转运到血液。维生素 D 还能促进钙质沉积到骨骼和牙齿，并且减少钙质从肾脏排出体外。所以，钙剂必须与维生素 D 同时给予，才能保证钙的吸收及利用。

青春期每天需钙量为 1 200 毫克，需维生素 D 的剂量为 400～500 国际单位，因此对此种患儿每天应该补给钙元素 800～1 000 毫克，维生素 D 200～400 国际单位，其余的部分则可从日常饮食中摄入。

2.4.3 药物治疗的原则与方法

(1) 早期诊断、早期治疗

早期诊断、早期治疗，对儿童性早熟才能取得较好的疗效。有的家长对孩子性发育的表现比较警觉，能够在病程早期、病情较轻时来医院就诊，但有不少家长由于缺乏对孩子青春发育规律的认识，直到病情较重时才来求医，故临床上患儿的病程长短及病情轻重不一。应针对不同的病程及病情，采用不同的治疗方案。

病程较短、病情较轻（相当于青春发育早期）的患儿　包括单纯乳房早发育及病程早期的真性性早熟患儿。单纯采用中药治疗即可取得满意的治疗效果。一般治疗 2～3 个月后，患儿的乳腺组织明显变软，以后逐渐缩小、消退，子宫和卵巢也会相应回缩。

病程较长、病情较重（相当于青春发育中、后期）的患儿

主要是指大多数真性性早熟的患儿。可采用促性腺激素释放激素拟似剂注射治疗，一般 2～3 个月后，乳腺组织明显变软，阴道分泌物减少。子宫和卵巢较大的患儿，在此阶段可能会出现阴道出血。随着继续治疗，乳腺组织进一步缩小，子宫和卵巢也会相应回缩，骨骼生长减慢，骨龄提前的程度逐渐减小。如果家长在经济上不能承受促性腺激素释放激素拟似剂的治疗，可采用中西医结合的方法治疗。如甲地孕酮与中药联合治疗，发挥两者的长处，取长补短，既能使显著提前的生殖器官及性征发育得到有效的控制，又能明显地改善其骨骼的发育。治疗得恰当，同样能取得与促性腺激素释放激素拟似剂相同的疗效。

(2) 定期随访

● 治疗开始时，一般每个月来医院随访一次，并做有关的临床检查，每 3 个月测定一次骨矿含量及骨密度，每半年测算一次骨龄，并做一次子宫和卵巢的 B 超检查。

● 经过治疗，病情缓解后（家长及患儿本人可观察到的表现是乳腺组织明显变软、缩小，甚至消退，阴道分泌物明显减少或消失，医生则根据性征、生殖器官及骨骼发育的各项指标，或参考血液促性腺激素及性激素的测定结果作出判断），之后可改为每 3 个月随访一次，并可将使用的药物酌情减量并维持。

• 如果病情加剧（家长及患儿本人可观察到的表现是乳腺组织增大，有触痛，阴道分泌物增多，医生则可根据各项检查指标确定），应及时增加剂量，使病情维持在缓解状态。

• 患儿未按医嘱认真注射或服药，两次注射相隔时间大于 5 周，或经常少服、漏服药物，是导致患儿病情加剧的常见原因。

• 一般秋冬季节，孩子的生长速度较慢，病情较容易控制。春夏季节，孩子的生长发育加快，往往原先较低的剂量就难以维持，需要及时调整并适当增加剂量。

• 随着孩子年龄的增大，其性腺功能也会逐渐活跃，使原先较低的剂量不足以维持，也应及时调整并适当增加剂量，保持病情处于缓解状态。

(3) 药物治疗的疗程

• 单纯乳房早发育的患儿，一般在中药治疗病情缓解后，巩固半年左右可酌情停药。但仍应督促家长定期检查患儿的乳房发育情况。如果未到青春发育年龄，再度出现乳房增大，可再给予治疗。

- 病程较短、病情较轻的真性性早熟患儿，女孩一般应维持治疗到 10 周岁左右，停药过早容易出现病情复发。

- 病程较长、病情较重，尤其是已有月经初潮的患儿，一般应维持治疗至 12 周岁半，过早停药会很快病情加剧；而且由于骨骼生长加速得不到较好的控制，更加丧失了其长高的机会。

- 男性患儿，一般治疗到 12 周岁停药。

- 凡身高、身高增长率或骨矿含量、骨密度低于同龄儿童的性早熟患儿，应采用基因重组人生长激素与控制性早熟的药物联合治疗。也可以口服精氨酸和 γ-氨基丁酸作为辅助治疗的方法。

- 凡骨矿含量及骨密度低于同年龄儿童的性早熟患儿，应同时给予钙剂及维生素 D 治疗。

- 治疗过程中应及时恰当处理同时存在的其他病症，如患儿舌苔厚腻，可采用化湿的中药治疗；有便秘的患儿，可采用清热润肠的中药，如清宁丸、麻仁丸等治疗；在促性腺激素释放激素拟似剂或甲地孕酮治疗初期，有阴道出血的患儿，可酌情给予止血药或中药对症治疗。

- 当患儿到达正常青春发育年龄时，可根据其恢复情况，适当采用益肾填精及调整月经的中药，促使其更好地青春发育。

(4) 假性性早熟的治疗

• 对于因摄入含有性激素的食物，或药物所引起的假性性早熟，停止摄入后，性征会逐渐自行消退，一般无需治疗。如果给予滋阴泻火的中药口服，可促使其消退。但是，其乳晕及外生殖器的色素沉着往往会持续较长时间，消退较慢。

• 先天性肾上腺皮质增生症所致的男性假性性早熟及女性假两性畸形患儿，需终身采用肾上腺皮质激素替代治疗。一般以氢化可的松及氟氢可的松联合治疗为最佳方案，对年长患儿可用泼尼松或地塞米松代替氢化可的松。在治疗过程中，应定期监测血液中的 17α 羟孕酮、尿液中的 17 酮类固醇水平及血浆肾素活性，以指导药物剂量的调整。此外，还应给予一定量的食盐口服，以利氟氢可的松发挥效应。

2.4.4 手术治疗

• 下丘脑、垂体、松果体部位的肿瘤所致的真性性早熟患儿，可采用立体定向放射外科技术（X刀、γ刀或高能粒子加速器等）的治疗。先通过做头颅 MRI 检查将肿瘤准确定位后，由计算机自动控制的 γ 线或高能粒子可聚焦在病灶部位，照射治疗后肿瘤可显著缩小，甚至消失，被瘢痕组织代替，患儿的性征会明显消退，而对病灶周围正常的中枢神经组织损伤很小，更不用打开头颅骨。所以这种"手术"安全，副作用小，并发症少，而且疗效肯定，使此类患儿的治疗前景大为改观。

● 确诊为性腺或肾上腺肿瘤所致的假性性早熟患儿，应尽早手术切除肿瘤。一旦肿瘤切除后，性早熟的病情会很快缓解。

● 先天性肾上腺皮质增生症所致的女性假两性畸形患儿宜在 6 个月至 1 岁做阴蒂切除术，并于青春期后进一步做外阴及阴道整形手术。

2.4.5 治疗期间患儿及家长应如何配合

遵照医嘱，认真执行治疗计划 应按时去医院做定期的复查和随访，以便根据治疗的效果，及时调整治疗方案。

适当控制饮食 避免营养过剩，尤其应避免油脂多的食物，少吃甜食。但要保证蛋白质的摄入量，多吃蔬菜、水果。避免摄入可能含有性激素的所谓"营养品""滋补品"，避免使用可能含有性激素的护肤用品。

增加体育活动 尤其应加强下肢的锻炼，每天应保证有 30 分钟左右的运动时间，运动项目可选择跑步、登楼、跳橡皮筋等。开始时可做一些力所能及的运动，避免因过度疲劳而丧失信心，以后逐渐增加运动量及运动强度，循序渐进并持之以恒。下肢的锻炼能促进长骨骨骺软骨板的细胞分裂增殖，对身高的增长十分有利。此外，运动锻炼对调节体重、改变身体成分、使瘦体重增加、减少脂肪的堆积也很有帮助。

保证有充足的睡眠 每晚应有 9 小时左右的高质量睡眠，以保证垂体分泌足量的生长激素，对身高的快速增长具有十分重要的促进作用。

青春期延迟

青春期延迟的病因与分类

3.1.1 青春期延迟的分类

按照青春期延迟的发病机制，可将青春期延迟分为 4 类：体质性青春延迟、全身性慢性疾病或严重营养不良引起的青春延迟、原发性性腺功能低下及继发性性腺功能低下。

(1) 体质性青春延迟

由于下丘脑-垂体-性腺轴暂时性功能低下，导致生殖器官及性征的发育显著落后。经过数年的延迟，下丘脑-垂体-性腺轴功能才开始启动，出现青春发育。

(2) 继发于全身性慢性疾病或严重营养不良

由于原发性疾病对全身代谢及功能的不良影响，导致下丘脑-垂体-性腺轴功能的启动延迟。如果原发性疾病经过治疗，病情能减轻或痊愈，下丘脑-垂体-性腺轴功能可开始启动，青春发育即会加速。

(3) 原发性性腺功能低下

由于性腺患有先天性或后天性疾病，使患儿体内的性激素水平低下，导致生殖器官及性征发育的显著落后，而血液性激素水平的低下，又造成垂体的负反馈抑制作用削弱，引致垂体分泌的促性腺激素显著增多。所以，原发性性腺功能低下又称为高促性腺激素性腺功能低下。

(4) 继发性性腺功能低下

由于下丘脑-垂体患有先天性或后天性疾病，促使性腺激素的水平低下，性腺因得不到促性腺激素的促进作用，分泌性激素的功能明显降低，导致生殖器官及性征的发育显著落后。所以，继发性性腺功能低下又称为低促性腺激素的性腺功能低下。

3.1.2 青春期延迟的病因

(1) 体质性青春延迟

患儿的下丘脑-垂体-性腺轴发生了暂时性的功能低下，到了应该青春发育的年龄而没有及时启动，导致其生殖器官及性征的发育显著落后。此外，由于性激素对垂体分泌生长激素也有促进作用，患儿体内性激素水平的低下还会造成暂时性的生长激素分泌不足，而青春期的生长突增依赖于生长激素与性激素两者的协同作用，因此两者的分泌不足还会导致体格发育的显著落后。经过数年的延迟，患儿的下丘脑-垂体-性腺轴功能才开始启动并出现青春发育，最终能赶上正常的体格和第二性征的发育水平。

(2) 全身性慢性疾病或严重营养不良

如果患有全身性慢性疾病，如青紫型先天性心脏病、肝硬化、尿毒症、镰状红细胞性贫血、糖尿病、神经性厌食、慢性感染性疾病，以及严重的营养不良等，均可由于原发性疾病对全身代谢及功能的不良影响，导致下丘脑-垂体-性腺轴功能低下，青春发育的启动延迟。

(3) 原发性性腺功能低下

先天性卵巢发育不全症（Turner 综合征） 是原发于卵巢

常见的女性性腺发育不全。正常女性的细胞中共有 46 条染色体，其中有 2 条 X 染色体是性染色体，决定女性的生殖器官及第二性征的形成和发育。而这种患儿在胚胎期缺失了一条 X 染色体，或者 X 染色体的结构发生异常，造成患儿的卵巢先天性发育不良，常常呈条索状，卵巢功能严重低下，血液雌激素水平低下，导致生殖器官及性征发育显著落后，但血液促性腺激素水平则明显升高。

先天性睾丸发育不良（Klinefelter 综合征） 正常男性的细胞中共有 46 条染色体，其中有 1 条 X 染色体和 1 条 Y 染色体为性染色体。这种患儿在胚胎期细胞内多了 1 条或几条 X 染色体，形成 2 条或多条 X 染色体、1 条 Y 染色体，造成患儿的睾丸先天性发育不良，形态较小，睾丸功能明显低下，血液睾酮水平低下，导致生殖器官及性征发育显著落后，但血液促性腺激素水平则明显升高。

后天性性腺损伤 病毒性睾丸炎，如患儿在患有流行性腮腺炎后，腮腺炎病毒可以引起睾丸炎症，使睾丸的结构和功能受到损害。免疫抑制剂、抗肿瘤药如环磷酰胺、苯丁酸氮芥、雷公藤等也可造成睾丸产生精子和分泌睾酮的功能受到损害，而血液促性腺激素水平升高。卵巢对这些药物的毒性作用较不敏感，故女性患儿这种情况较少见。

(4) 继发性性腺功能低下

先天性的下丘脑-垂体疾病 患儿下丘脑-垂体先天性促性

腺激素释放激素及促性腺激素分泌功能低下，有的患儿可伴有嗅觉的完全或部分丧失。由于血液促性腺激素水平低下，使性腺分泌性激素的功能明显低下，导致生殖器官及性征的发育显著落后。

后天性的下丘脑－垂体疾病　中枢神经系统的炎症如病毒性脑炎、脑膜炎，颅内肿瘤如颅咽管瘤等，脑外伤或头颅受射线照射的放射性损伤等，凡是累及下丘脑－垂体的患儿，均可引起其促性腺激素分泌水平低下，使性腺分泌性激素水平也明显低下，从而导致生殖器官及性征的发育显著落后。

3.2　青春期延迟的临床表现

3.2.1　体质性青春延迟

　　患儿一般在出生时身高及体重均在正常范围，但自学龄期起生长开始缓慢，身材较同龄儿童矮小，骨龄往往落后2～4岁。第二性征的发育显著延迟，到了青春发育年龄，男孩的外生殖器仍为幼稚状态，睾丸阴茎不增大，无阴毛，仍为童声；女孩乳房不发育，也无阴道分泌物。多数至实际年龄16～17岁以后，男孩最晚可到20周岁，女孩可到18周岁，才开始出现青春发育。本病以男孩多见，约占男孩青春延迟病例的50％。往往有家族遗传倾向，患儿的父亲可能在14～18岁方开始青春发育，患儿的母亲可能月经初潮的年龄也偏大。

3.2.2 全身性慢性疾病及严重营养不良所致的青春延迟

患儿有长期罹患心、肝、肾、血液或内分泌系统等严重疾病的病史，伴有这些原发性疾病的典型临床表现。严重营养不良或神经性厌食的患儿还表现为高度消瘦，皮下脂肪消耗殆尽。体格发育、生殖器官及性征的发育均显著延迟。如果原发性疾病经过治疗，病情减轻甚至痊愈，则青春发育可开始启动，体格及性征的发育加速。但因不少患儿原发的严重全身性慢性疾病不能完全治愈，因此往往成年时其体格发育、生殖器官及性征的发育水平均较差。

3.2.3 原发性性腺功能低下

(1) 先天性卵巢发育不全（Turner综合征）

患儿均为女孩，出生时常有手背、足背的水肿增厚。儿童期身材比同龄儿明显矮小，典型者颈短、后颈部两侧皮肤过多，形成颈蹼，面部多痣，发际低，前胸突起呈盾状，两侧乳头间距增宽，上臂伸直时关节向两侧外翻，第4手指短，指甲发育不良。半数病例智能较差，学习困难，有的患儿还伴有先天性心脏病（以主动脉狭窄多见）。到了青春发育年龄时，不仅身材明显矮小，而且乳房不发育，无阴毛或阴毛很少，常无腋毛，多数无月经。如果患儿体内的每个细胞并不是都缺失一条 X 染色体，有的细胞正常，有的细胞不正常，即所谓的"嵌合体"，则临床表现可相对较轻。

(2) 先天性睾丸发育不良 (Klinefelter 综合征)

患儿均为男孩，出生时无明显异常，自幼患儿的睾丸体积就较小，触之较硬，但儿童期大多未被发现。由于患儿体内睾酮水平低下，长骨的骨干与骨骺融合较晚，到青春期年龄时，身材往往比同龄儿童更高，尤其是下肢较长。但肌肉发育差，身材呈细长型，肩距窄，骨盆宽，类似女性体态，并有 1/3 的患儿出现乳房增大。外生殖器呈男性型，但睾丸小，触之较硬，阴囊色素少。典型者睾丸不能产生精子，阴茎较短，阴毛较稀少，胡须及体毛均少。大多数患儿有轻度的智力障碍，但凡是细胞内 X 染色体在 3 条以上的病例，智能低下较显著。

(3) 后天性睾丸损伤

患儿因患过睾丸炎，比较常见的是患了流行性腮腺炎后，腮腺炎病毒侵犯睾丸，引起病毒性睾丸炎，或是患儿因肾病综合征、类风湿关节炎、红斑狼疮、白血病或其他肿瘤等，而长期大量应用免疫抑制剂或抗肿瘤药物，使其睾丸的结构和功能受到损害，产生精子和分泌睾酮的能力低下，到了青春期年龄时，其生殖器官和性征的发育都会明显延迟。

3.2.4 继发性性腺功能低下

（1）先天性的下丘脑-垂体疾病

单纯性的下丘脑-垂体促性腺功能低下 患儿的下丘脑-垂体先天性的 GnRH 及促性腺激素分泌功能低下，性腺因得不到促性腺激素的促进作用，分泌性激素的水平明显低下，到了青春期年龄时男孩睾丸较同龄儿童明显较小，质地较软，外生殖器呈幼稚状态，阴茎较短小。女孩乳房不发育，外生殖器官也呈幼稚状态，阴道分泌物不增多。有的患儿还伴有先天性嗅觉完全或部分丧失，称为 Kallmann 综合征。

合并有垂体的其他功能低下 患儿除了先天性的下丘脑-垂体促性腺功能低下外，还合并存在下丘脑-垂体其他方面的功能低下，比较常见的是垂体分泌生长激素的功能低下，患儿除了生殖器官及性征发育显著落后外，还有显著的身材矮小，典型者最终身高仅 130 厘米左右。有的患儿还同时合并有下丘脑-垂体的促甲状腺功能低下和促肾上腺皮质功能低下，同时有甲状腺功能不足及肾上腺皮质功能不足的临床表现，如智能低下、面目臃肿苍黄、怕冷、乏力、食欲减退、易发生低血糖、虚脱等。

伴有先天性下丘脑-垂体促性腺功能低下的相关临床综合征

这些综合征的共同特点是患儿均有性腺发育不良，生殖器官及性征发育迟缓，身材较矮，智能较低下及肥胖。除了具有这些共同特征外，每种综合征的特点如下。

Fröhlich 综合征（肥胖生殖无能综合征）：患儿的肥胖呈不均匀性，以下腹部及腰臀部肥胖为主，并可伴有尿崩症，即多饮、多尿。眼底检查常见视乳头淤血、两颞侧偏盲，即两外侧视野缺失。

Laurence-Moon-Biedl 综合征（性-指趾畸形-精神发育幼稚综合征）：患儿自婴儿期开始即呈现全身性肥胖，有多指或多趾畸形，眼底检查常见的有色素性视网膜炎（见插页图 30～插页图 33）。

Prader-Willi 综合征（性幼稚-低肌张力综合征）：患儿在新生儿期体重低，肌张力低下。自幼儿期开始肥胖，以腹部、臀部肥胖为主，可伴有糖尿病。

（2）后天性下丘脑-垂体疾病

患儿罹患后天性中枢神经系统疾病，如果累及下丘脑-垂体，都可能引起其促性腺功能低下，常见的如分娩时因难产，造成患儿的缺血缺氧性脑病。由于下丘脑-垂体对缺氧特别敏感，出生时的缺血缺氧，可造成患儿生长迟缓、身材矮小，青春期时则可发生生殖器官及性征发育延迟。下丘脑-垂体对射线也特别敏感，如果受到照射，早则 6 个月、晚则在数年后可出现下丘脑-垂体功能低下。因此，我们一贯不主张给儿童做头颅 X 线断层扫描（CT）检查，以免引起下丘脑、垂体的放射性损伤。如果因病情需要做头颅影像学检查，宜做磁共振（MRI）检查，不仅分辨率高，图像清晰，不受骨骼伪影的干扰，而且对儿童的中枢神经系统无损害。引起下丘脑-垂体功能低下的常见中枢神经系统肿瘤有颅咽管瘤、垂体瘤、下丘脑神经胶质瘤、组织细胞增生症等，由于肿瘤生长缓慢，故起病缓慢，待肿瘤增大到一定程度，才出现头痛、恶心、呕吐、耳鸣等颅内压增高的症状，并伴有多饮、多尿、过食、肥胖、嗜睡等下丘脑功能障碍的表现。患儿的这些症状对生命的威胁已显著超过了生殖器官及性征发育迟缓带来的影响。

3.3 青春期延迟的诊断与鉴别诊断

3.3.1 青春期延迟的诊断标准

> 女孩于 14 周岁以后，男孩于 15 周岁以后尚完全无性征出现，或女孩 18 周岁仍无月经初潮，即可诊断为青春期延迟。

3.3.2 青春期延迟的诊断方法

对性征出现过迟的患儿应详细询问病史、做全面的体格检查，选择进行有关实验室检查，以区分青春延迟的类型，并判断病情的严重程度。在治疗过程中还应定期重复进行体格检查及有关的实验室检查，以考核疗效，并指导治疗方案的调整。

（1）询问病史

应向家长详细地询问患儿出生时的情况，有无难产史，新生儿有无窒息抢救史。

● Apgar 评分：出生时助产医生给患儿的评分是多少。正常儿是 10 分，低于 7 分是青紫窒息，低于 4 分是苍白窒息。分数越低，脑缺氧越严重，将来对患儿的脑发育及体格发育不良影响也越大。

● 出生的体重及身高：正常的足月儿出生体重约 3 500 克，身高 50 厘米。如果妊娠月份足够，但出生体重低于 2 500 克、身高低于 50 厘米者，为足月小样儿，这种孩子将来的生长发育往往总是比正常儿童差一点。而过期产的新生儿则可能患有先天性甲状腺功能减退，即呆小症，如果生后未及时确诊及早期治疗，智能发育及体格发育将显著障碍，到青春期年龄时其生殖器官及性征发育明显落后。但有的又会发生性早熟，前文已述及。

- 在婴儿期、幼儿期、学龄前期及学龄期的生长发育情况，什么时候开始比同龄儿童落后。

- 有无中枢神经系统炎症、外伤、受射线照射及肿瘤等疾病史。有无其他系统疾病史，有否服过免疫抑制剂、抗肿瘤药等对性腺有害的药物，以及服用的剂量及时间。

- 父母的青春发育年龄，家族中是否还有青春延迟的患者及其发病情况等。

(2) 体格检查

准确测量身高、体重，并观察体态发育情况。根据外生殖器官及第二性征的发育情况判断病情的严重程度。

(3) 下丘脑-垂体-性腺轴功能的测定

血液性激素水平测定 性激素的水平与性发育的程度密切相关。青春延迟患儿的性激素水平较正常同龄儿童显著低下，而且病情越重，性激素水平低下越明显。

血液及尿液促性腺激素水平测定 测定促性腺激素水平对鉴别原发性和继发性的性腺功能低下具有重要价值。原发性性腺功能低下者，性激素水平低下，而促性腺激素水平明显增高。继发性性腺功能低下者，性激素及促性腺激素的水平均明显低下。

促性腺激素释放激素（GnRH）兴奋试验 可反映垂体促性腺激素的储备状况，对鉴别体质性青春延迟及下丘脑-垂体病变所致青春延迟，鉴别原发性及继发性性腺功能低下，以及鉴别先天性下丘脑疾病及后天性下丘脑-垂体疾病所致青春延迟都较有意义。体质性青春延迟患儿 GnRH 兴奋试验后，血液中 FSH 和 LH 的反应值与其骨龄相适应。当骨龄超过 12 岁以后，GnRH 兴奋试验的反应即可达正常青春期水平。而下丘脑-垂体疾病所致青春延迟患儿，对 GnRH 兴奋试验的反应显著低下。原发性性腺功能低下者 GnRH 兴奋试验的反应显著较高，而继发性性腺功能低下者其反应显著低下。先天性下丘脑疾病所致的青春延迟者，GnRH 兴奋试验可呈延迟性反应，即一次兴奋试验反应低下，但重复多次兴奋试验后，其反应会逐渐增高。而后天性下丘脑-垂体疾病所致的青春延迟，GnRH 兴奋试验始终反应低下。

人绒毛膜促性腺激素（HCG）兴奋试验 可反映睾丸分泌睾酮的功能状况。采用 HCG 隔日肌内注射 1 次，连续 3 次，在注射前及第 3 次注射后的次日测定血液睾酮水平。对鉴别体质性青春延迟及原发性、继发性性腺功能低下很有价值。体质性青春延迟者，对 HCG 兴奋试验有明显的应答反应，血液睾酮水平显著升高，而原发性或继发性性腺功能低下者反应明显低下。

(4) 生长激素（GH）激发试验

反映垂体生长激素的储备状况。采用精氨酸静脉滴注或可乐宁口服等方法，刺激垂体分泌生长激素，在试验前及试验过程中每半小时测定一次血液生长激素水平，共计 6 次，对鉴别体质性青春延迟及下丘脑-垂体疾病所致青春延迟很有意义。体质性青春延迟者，对生长激素激发试验反应低下，但如先给予性激素 3 天，可纠正原低水平的反应。而下丘脑-垂体疾病患儿，对 GH 激发试验始终反应低下。

(5) 细胞染色体核型检查

取静脉血，分离其中的淋巴细胞作培养，然后进行细胞染色体核型分析，对确诊 Turner 综合征及 Klinefelter 综合征具有十分重要的价值。

(6) B 超检查

青春延迟患儿，男孩可做睾丸 B 超检查，测定睾丸的长、宽、厚径，由此计算睾丸的体积；女孩做盆腔 B 超检查，观察子宫形态，测定子宫长、宽、厚径，卵巢的长、宽径计算子宫和卵巢的体积，还可观察卵巢内卵泡的发育情况。对判断患儿青春延迟的病情严重程度很有帮助，治疗后定期复查，有助于考核疗效及调整治疗方案。Turner 综合征患儿 B 超检查显示子宫幼稚，卵巢大多探测不到。

(7) 骨骼发育指标的检测

青春延迟患儿骨龄、骨矿含量及骨密度均明显低于正常同龄儿。体质性青春延迟者，当青春发动开始后，随着体格发育及性发育的加速，骨龄、骨矿含量及骨密度会逐渐向实际年龄靠近。

(8) 头颅磁共振成像（MRI）

先天性下丘脑-垂体疾病者可呈现垂体前叶变小，垂体柄变细、中断及垂体后叶高信号区消失或异位等改变。颅咽管瘤、垂体瘤及胶质瘤时呈现下丘脑、垂体区占位性病灶。组织细胞增生症可出现垂体柄结节状增粗。

(9) 其他

嗅觉功能检查，在 Kallman 综合征可发现嗅觉完全或部分丧失。眼底及视野检查，在 Fröhlich 综合征可发现视乳头淤血及两颞侧偏盲；在 Laurence-Moon-Biedl 综合征可发现色素性视网膜炎。

3.3.3 青春期延迟的鉴别诊断

通过上述病史的询问、体格检查及各项实验室检查，可对青春延迟的类型作出鉴别，并进一步确定其病因及病情的严重程度。

(1) 体质性青春延迟的临床特征

● 体格发育指标及血液中促性腺激素、性激素的水平与尿中排出量，按实际年龄均偏低，但与其骨龄相适应。

● GnRH 兴奋试验后，血液中 FSH 和 LH 的反应值也与骨龄相适应，当骨龄达到 12 岁以后，GnRH 兴奋试验的反应即可达正常青春期水平。

● HCG 兴奋试验有明显的应答反应，睾酮显著升高。

● GH 激发试验反应低下，如先给予性激素治疗 3 天，则可以纠正原低水平的反应。

● 体质性青春延迟患儿大多有家族史。

(2) 全身性慢性疾病及严重营养不良所致青春延迟的临床特征

患儿有原发性疾病的病史及显著特征，很容易和其他类型青春延迟相鉴别。

(3) 原发性性腺功能低下的临床特征

● 血液性激素水平低下，但促性腺激素的水平显著升高，其尿中的排出量也显著增多。

● GnRH 兴奋试验反应明显升高，但 HCG 兴奋试验则反应明显低下。

- 细胞染色体核型检查有助于确定 Turuer 综合征及 Klinefelter 综合征。
- 后天性睾丸损伤的病史，对鉴别诊断具有重要参考价值。

(4) 继发性性腺功能低下的临床特征

- 血液性激素及促性腺激素水平均明显低下。
- HCG 兴奋试验的反应明显低下。
- 后天性下丘脑-垂体疾病所致青春延迟者，GnRH 兴奋试验反应明显低下。
- 肿瘤所致者，头颅 MRI 检查可显示占位性病灶。
- 先天性下丘脑病变所致青春延迟者，GnRH 兴奋试验呈延迟性反应，头颅 MRI 检查显示下丘脑-垂体发育不良的征象。
- 各种特殊临床综合征均各有特征性临床表现，容易进行鉴别诊断。

3.4 青春期延迟的治疗

3.4.1 体质性青春延迟

本病为自限性疾病，一般无须治疗。对于 16 岁以上的男性、15 岁以上的女性患者也可给予如下治疗。

(1) 同化类固醇激素及性激素

- 男性口服吡唑甲氢龙（Stanozolol）或羟次甲氢龙（Oxymetholone），连续 6~12 个月，可诱发青春发育启动及男性化，并促进身高增长，而骨龄无明显超前，故不会减低最终身高。

- 男性也可口服 11 酸睾酮（Andriol，安特尔）或肌内注射丙酸睾酮，持续半年，停药观察 3~6 个月，部分患儿可开始青春发育启动。如果不出现自发的性发育，可重复治疗 2~3 个疗程，多数患儿可出现青春发育启动及男性化。

- 女性先口服戊酸雌二醇（补佳乐， Estradiol Valerat），3 个月后加服安宫黄体酮（Provera），行人工周期诱导月经来潮。也可结合口服雌激素（倍美力，Premarin），持续半年，停药观察 3~6 个月。如不出现自发性青春发育，可重复治疗 2~3 个疗程，多数患儿可出现青春发育启动。

(2) 中药

- 体质性青春延迟患儿按中医辨证大多属于肾精不足，可给予益肾填精的中药，如熟地、龟板胶、淫羊藿、鹿角胶等，中成药可用左归丸、右归丸等。经过一段时间的治疗，不仅可明显改善患儿性征的发育，还可显著促进骨骼生长。临床和实验室研究已证实，益肾填精中药，能使患儿下丘脑-垂体-性腺轴的功能活跃，血液促性腺激素及性激素水平升高，促进其生殖器官及性征的发育；同时还可使骨骼成骨细胞的功能活跃，血清骨钙素水平升高，促进骨骼的生长。

● 女孩如果经过治疗，青春发育启动且月经初潮来临，则还可采用调整月经的中药，促使其下丘脑-垂体-性腺轴正反馈调节功能的成熟，从而较快地建立规则的月经周期。

3.4.2 全身性慢性疾病及严重营养不良所致的青春延迟

积极有效地治疗原发性疾病，如果病情能够减轻甚至痊愈，青春发育可开始启动，体格和性征的发育也可加速。可根据原发性疾病的性质，酌情选用上述体质性青春延迟的治疗方法，特别是中药治疗，对改善全身体质状况及加速体格与性征发育均有帮助。但是，不少此类患儿原发的严重全身性慢性疾患不能完全治愈，因此即使给予上述治疗，效果也不会很好，成年后其体格发育、生殖器官及性征的发育水平仍然较差。

3.4.3 原发性性腺功能低下

(1) 先天性卵巢发育不全（Turner 综合征）

典型的 Turner 综合征患儿因先天性卵巢功能发育不全，不能排卵，故不能生育。临床上可采用雌激素替代治疗，诱发第二性征的发育，并联合使用基因重组人生长激素治疗，改善其身高。

雌激素替代治疗 从 10 周岁开始给予戊酸雌二醇（补佳乐）口服，开始采用小剂量，以后每年递增剂量。治疗后 3~6 个月，外生殖器和乳房开始发育，皮下脂肪沉积，体态也逐渐呈女性型。治疗 3 年后，可开始建立人工月经周期。方法为每日口服戊酸雌二醇，从第 11 天起每天加服安宫黄体酮（Provera），直到 22 天，然后同时停用两药，停药约 3 天左右月经来潮，自月经第 5~6 日开始第 2 个周期的治疗。

生长激素治疗 采用基因重组人生长激素，每日晚上临睡前皮下注射，持续用药 1~2 年，每日所用剂量要比垂体性侏儒症的更大，但是临床上促进身高增长的效果则远不如垂体性侏儒症明显。

(2) 先天性睾丸发育不良（Klinefelter 综合征）

典型的 Klinefelter 综合征患儿睾丸不能产生精子，故不能生育。采用雄激素替代治疗，只能诱发性征的发育。方法可选用上述体质性青春延迟的治疗方案。

(3) 后天性睾丸损伤

后天性睾丸损伤的患儿，如果睾丸尚残存一定程度的生精功能及睾酮分泌功能，则可采用人绒毛膜促性腺激素（HCG）肌内注射，治疗3~6个月，能改善睾丸的生精功能及睾酮分泌功能，促使生殖器官及性征发育的改善。此外，也可采用上述体质性青春延迟的治疗方案，以改善体格及性征的发育。

3.4.4 继发性性腺功能低下

(1) 先天性下丘脑-垂体病变所致青春期延迟

可采用促性腺激素释放激素（GnRH）微量注射泵，模拟下丘脑 GnRH 脉冲分泌模式，以每90分钟一次的脉冲给药方式皮下注射，经过一段时间的治疗，对于单纯性下丘脑-垂体促性腺功能低下的患儿，可能促使其垂体分泌促性腺激素的功能改善。对于男性患儿，可配合 HCG 肌内注射，促进睾丸功能改善。而对于女性患儿，不能使用 HCG 注射，以免发生卵泡囊肿破裂。

但是，采用这些治疗方法能否真正达到类似正常青春启动的效果；经过治疗，男性患儿睾丸产生精子的质量及女性患儿卵巢产生卵子的质量是否正常；即使部分患儿成年后能够生育，但所生育后代的素质是否正常等，都有待于进一步观察才能下结论。

(2) 后天性下丘脑-垂体疾病所致青春期延迟

下丘脑-垂体部位的肿瘤一旦确诊，即应采用立体定向放射外科技术及时治疗，可使这些患儿的预后大为改观。可参见性早熟治疗的有关内容。各种后天性病因对下丘脑-垂体损伤严重的患儿，采用 HCG 肌内注射及性激素的替代治疗，能在一定程度上改善生殖器官及性征的发育，但往往没有生育能力。下丘脑-垂体尚残存一定功能的患儿，可采用上述先天性下丘脑-垂体疾病的治疗方法，但是治疗效果尚有待于进一步观察才能下结论。

【附录】 临床案例介绍

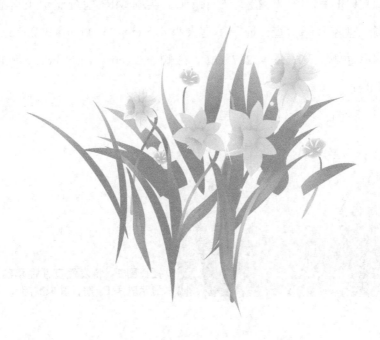

病例 1

女，9 岁，1 年前开始乳房发育，半年来乳核明显增大，阴道分泌物增多，伴身高增长加速，1 个月前出现月经初潮。

体检：身高 142 cm，体重 34 kg，乳房 B_4 期，外生殖器为少女型，小阴唇增大，阴道分泌物增多（插页图 1、插页图 2）。

实验室检查：骨龄 12.4 岁。GnRH 兴奋试验：LH 35 IU/L，LH/FSH＝3.1，E_2 检查 77 μg/L。头颅 MRI 检查显示正常范围。盆腔 B 超检查，显示子宫大小 4.5 cm×3.0 cm×3.2 cm，卵巢左侧 3.0 cm×2.7 cm、右侧 3.2 cm×2.8 cm，卵泡 0.8 cm。

诊断：特发性真性性早熟。

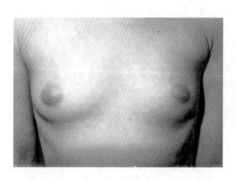

插页图 1　特发性真性性早熟，显示乳房 B_4 期，乳晕突起

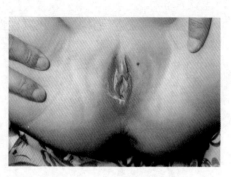

插页图 2　为插页图 1 病例，显示外生殖器为少女型，小阴唇增大，阴道分泌物增多

----- 病例 2 -----

女，4 岁，自出生后 3 天即反复有阴道出血，近年来已较规则，1～2 个月 1 次。乳房近 1 年来明显增大。

体检：身高 108 cm，体重 20 kg，乳房 B₃ 期，乳晕色素较深，外生殖器为少女型，小阴唇肥厚，色素较深，处女膜水肿，阴道分泌物增多（插页图 3～插页图 5）。

实验室检查：骨龄 9.0 岁。GnRH 兴奋试验：LH 48 IU/L，LH/FSH = 3.2，E_2 85 μg/L。头颅 MRI 检查显示下丘脑部位有边界清、信号尚均匀的低信号影，大小为 1.37 cm × 1.76 cm；垂体高信号影，高 0.88 cm，垂体后叶较小，考虑为下丘脑错构瘤。盆腔 B 超检查，显示子宫大小 3.0 cm × 1.9 cm × 2.7 cm，卵巢左侧 2.7 cm × 1.5 cm、右侧 2.8 cm × 1.7 cm，卵泡 0.6 cm。

诊断：下丘脑错构瘤所致真性性早熟。

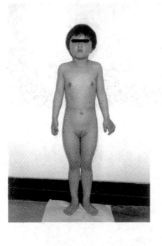

插页图 3　下丘脑错构瘤所致真性性早熟
（女性）

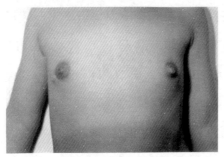

插页图 4　为插页图 3 病例，乳房 B_3 期，乳晕色素沉着

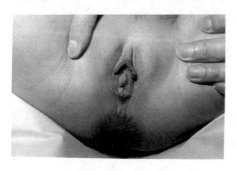

插页图 5　为插页图 3 病例，显示外生殖器为少女型，小阴唇肥厚，处女膜水肿，阴道分泌物增多

病例3

男，7岁，自幼阴茎较同龄儿童略大，近1年来阴茎明显增粗、增长，阴毛出现，身高增长加速，并伴有多饮多尿（插页图6～插页图8）。

体检：身高135 cm，体重30 kg，外生殖器 G_3 期，睾丸5 ml，阴茎长5 cm，直径6.5 cm，阴毛PH3期。

实验室检查：骨龄12.0岁。血清FSH 9.5 IU/L，LH 12.3 IU/L，T 280 μg/L。头颅MRI检查显示下丘脑部位有2.5 cm×1.5 cm信号欠均匀的占位性病灶，垂体后叶较小，考虑为下丘脑生殖细胞瘤。

诊断：下丘脑生殖细胞瘤所致真性性早熟。

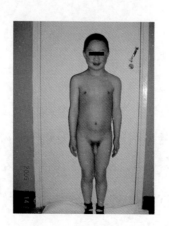

插页图6　下丘脑生殖细胞瘤所致真性性早熟（男性）

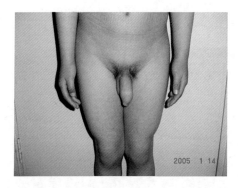

插页图 7　为插页图 6 病例，显示外生殖器 G₃ 期，阴茎增粗增长，阴毛出现

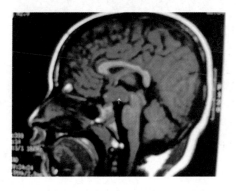

插页图 8　为插页图 6 病例，头颅 MRI 检查显示下丘脑有一占位性病灶（箭头所示处）

病例 4

女，4 岁，半年前开始乳房增大，近几个月来乳核明显增大，乳晕色素明显加深，阴道分泌物增多。

体检：身高 104 cm，体重 17 kg，乳房 B₃ 期，乳晕显著色素沉着，外生殖器为少女型，小阴唇肥厚，色素沉着明显，处女膜肥厚水肿（插页图 9～插页图 11）。

实验室检查：骨龄 4 岁。GnRH 兴奋试验无反应，E_2 60 μg/L。盆腔 B 超检查，显示子宫大小 3.0 cm × 1.8 cm × 2.6 cm，卵巢左侧 5.1 cm × 3.1 cm，其中有 4.2 cm × 3.0 cm × 2.9 cm 囊肿一个，右侧 2.2 cm × 1.3 cm。

诊断：卵巢囊肿致假性性早熟。

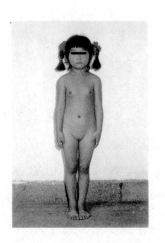

插页图 9　假性性早熟（卵巢囊肿所致）

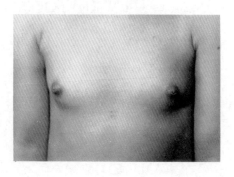

插页图 10　为插页图 9 病例，显示乳房 B_3 期，乳晕显著色素沉着

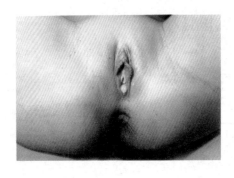

插页图 11　为插页图 9 病例，显示外生殖器为少女型，小阴唇显著色素沉着，处女膜肥厚水肿

病例 5

女，6 岁，2 个月前误服长效避孕药 1 片，乳核增大，1 周前开始阴道出血。

体检：身高 119 cm，体重 20 kg，乳房 B_3 期，乳晕显著色素沉着，外生殖器为少女型，小阴唇略有色素沉着，处女膜肥厚水肿，外阴有少量血迹（插页图 12～插页图 14）。

实验室检查：骨龄 6 岁。盆腔 B 超检查，显示子宫大小 2.9 cm × 1.9 cm × 1.7 cm，卵巢左侧 2.2 cm × 0.9 cm、右侧 2.6 cm × 0.7 cm，卵泡 0.3 cm。

诊断：误服避孕药所致假性性早熟。

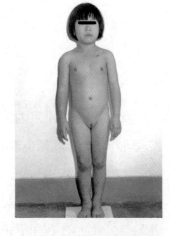

插页图 12　假性性早熟（误服避孕药所致）

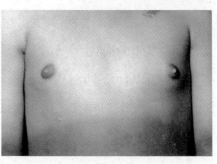

插页图 13　为插页图 12 病例，显示乳房 B_3 期，乳晕显著色素沉着

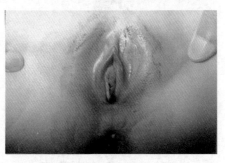

插页图 14　为插页图 12 病例，显示外生殖器为少女型，小阴唇略有色素沉着，处女膜肥厚水肿明显，外阴有少量血迹

女，4 岁，2 个月内曾连续服用含蜂王浆和优质花粉制剂，因发现乳核增大、乳晕色素沉着而停服，近 2 天出现阴道出血。

体检：身高 103 cm，体重 16 kg，乳房 B_3 期，乳晕高度色素沉着，外生殖器为幼女型，小阴唇略肥厚，稍有色素沉着，外阴有少量血迹（插页图 15～插页图 17）。

实验室检查：骨龄 4 岁。盆腔 B 超检查，显示子宫大小 2.8 cm×1.8 cm×1.9 cm，卵巢左侧 2.3 cm×1.2 cm、右侧 2.1 cm×0.9 cm，卵泡 0.3 cm。

诊断：假性性早熟（服用含性激素制剂所致）。

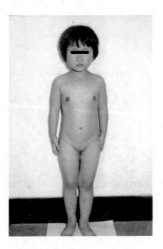

插页图 15　假性性早熟（服用含性激素制剂所致）

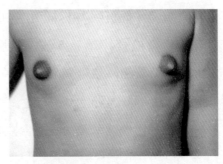

插页图 16　为插页图 15 病例，显示乳房 B_3 期，乳晕高度色素沉着

插页图 17　为插页图 15 病例，显示外生殖器为幼女型，小阴唇略肥厚，稍有色素沉着，外阴有少量血迹

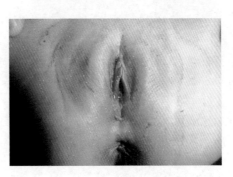

病例 7

女，5 岁，1 个月前误服猪饲料添加剂 5 片，20 天前发现两侧乳核增大，乳晕色素明显加深，阴道分泌物增多。

体检：身高 104 cm，体重 18 kg，乳房 B_2 期，乳晕高度色素沉着，外生殖器为少女型，小阴唇肥厚，色素沉着，处女膜肥厚水肿，阴道分泌物增多。大阴唇及肛门周围皮肤均呈现高度色素沉着（插页图 18～插页图 20）。

实验室检查：骨龄 5 岁。盆腔 B 超检查，显示子宫大小 3.9 cm×1.2 cm×2.1 cm，卵巢左侧 2.4 cm×0.6 cm、右侧 1.8 cm×0.8 cm，卵泡 0.3 cm。

诊断：假性性早熟（服用含性激素制剂所致）。

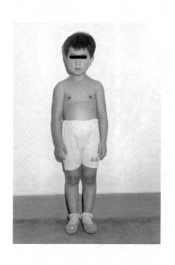

插页图 18　假性性早熟（服用含性激素制剂所致）

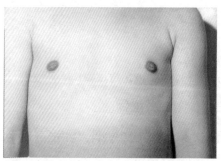

插页图 19　为插页图 18 病例，显示乳房 B₂ 期，乳晕高度色素沉着

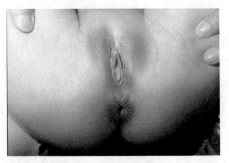

插页图 20　为插页图 18 病例，显示外生殖器为少女型，大、小大阴唇及肛门周围皮肤均呈现高度色素沉着，处女膜肥厚水肿

病例 8

男，5 岁，3 个月内曾连续服用含蚕蛹制剂，近来发现乳核明显增大，乳晕色素明显加深。

体检：身高 106 cm，体重 16 kg，乳房 B_3 期，乳晕明显色素沉着，外生殖器为正常青春期前状态，睾丸 G_1 期（插页图 21～插页图 23）。

实验室检查：骨龄 5 岁。B 超检查，显示睾丸大小 2.0 cm×1.6 cm×1.5 cm，肾上腺为正常范围。

诊断：男性异性性早熟（服用含性激素制剂所致）。

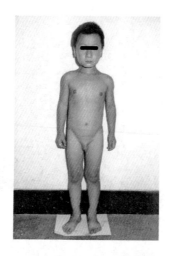

插页图 21　男性异性性早熟
（服用含性激素制剂所致）

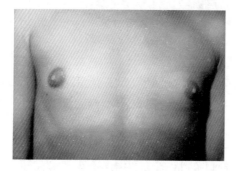

插页图 22　为插页图 21 病例，显示乳房 B_3 期，乳晕明显色素沉着

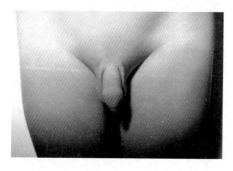

插页图 23　为插页图 21 病例，显示为正常青春期前外生殖器状态

病例 9

女，4 岁，自出生后 5 个月开始不规则阴道出血，乳房逐渐增大，身高增长加速，皮肤有色素斑。

体检：身高 122 cm，体重 24 kg，面颅不对称，颧骨右侧比左侧隆起，乳房 B_4 期，乳晕显著色素沉着，外生殖器为少女型，小阴唇色素沉着，处女膜水肿，阴道分泌物增多，右侧臀部及大腿皮肤有大片棕褐色色素斑（牛奶咖啡斑，插页图 24～插页图 27）。

实验室检查：骨龄 8.4 岁。GnRH 兴奋试验无反应，E_2 56 μg/L。盆腔 B 超检查，显示子宫大小 3.1 cm × 1.1 cm × 1.4 cm，卵巢左侧 1.6 cm × 0.9 cm、右侧 2.1 cm × 1.1 cm，卵泡 0.4 cm。四肢长骨 X 线片显示右股骨囊状纤维结构不良。

诊断：McCune-Albright 综合征。

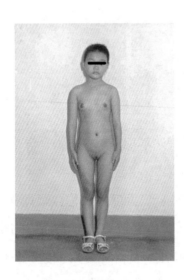

插页图 24　McCune-Albright
综合征，显示面颅不对称，
右侧颧骨隆起，乳房 B_4 期

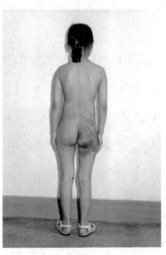
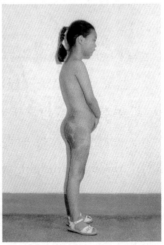

插页图 25　为插页图 24 病例，显示右侧臀部及大腿皮肤大
片牛奶咖啡斑，皮损呈节段性分布

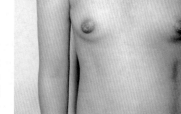

插页图 26 为插页图 24 病例，显示乳房 B_4 期，乳晕显著色素沉着

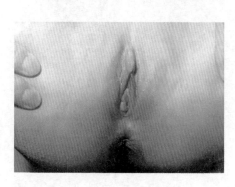

插页图 27 为插页图 24 病例，显示外生殖器为少女型，小阴唇色素沉着，处女膜水肿，阴道分泌物增多

病例 10

女，2 岁，发现乳房增大 1 个多月。

体检：身高 85 cm，体重 14 kg，乳房 B_2 期，乳头、乳晕不大，外生殖器为正常幼女型，无阴道分泌物（插页图 28、插页图 29）。

实验室检查：骨龄 2 岁。盆腔 B 超检查，显示子宫大小 2.0 cm×1.3 cm×1.4 cm，卵巢左侧 1.5 cm×0.6 cm、右侧

1.5 cm×0.7 cm，卵泡0.2 cm。

诊断：单纯性乳房早发育。

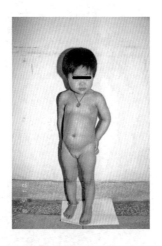

插页图28　单纯性乳房早发育（女性）

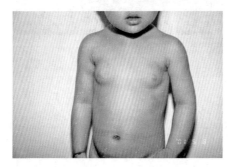

插页图29　为插页图28病例，显示乳房 B$_2$ 期，乳头、乳晕不大

病例 11

女，10岁，自幼较肥胖，近年来肥胖逐渐加剧，身材较

矮，智能较差，无明显家族史。

体检：身高 133 cm，体重 47.5 kg，全身性肥胖，乳房为脂肪组织，未扪及乳核。手指较粗短，右足多趾畸形。外生殖器为少女型，小阴唇发育不良。眼底检查显示双侧视网膜色素变性（插页图 30～插页图 33）。

实验室检查：骨龄 9 岁。血 FSH 1.6 IU/L，LH 0.9 IU/L，E$_2$ 18 μg/L。盆腔 B 超检查，显示子宫大小 2.5 cm×1.8 cm×2.0 cm，卵巢左侧 1.8 cm×1.2 cm、右侧 2.0 cm×1.4 cm，卵泡 0.3 cm。

诊断：Laureace-Moon-Biedl 综合征。

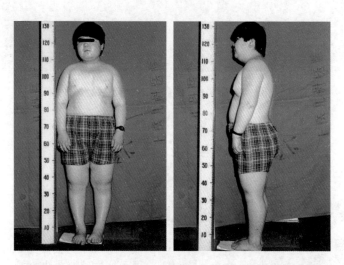

插页图 30　Laureace-Moon-Biedl 综合征，示全身性肥胖

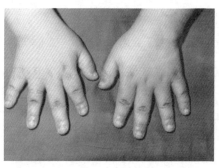

插页图 31　为插页图 30 病例，显示手指较粗短

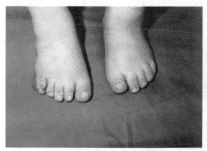
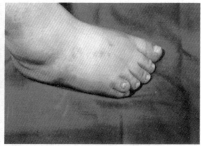

插页图 32　为插页图 30 病例，显示右足多趾畸形

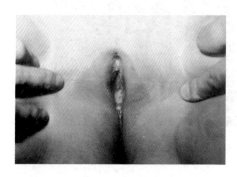

插页图 33　为插页图 30 病例，显示外生殖器为少女型，小阴唇发育不良

图书在版编目(CIP)数据

儿童性早熟与青春期延迟/蔡德培编著.—2版.—上海：复旦大学出版社，2020.9
(2021.10重印)
ISBN 978-7-309-15187-9

Ⅰ.①儿… Ⅱ.①蔡… Ⅲ.①小儿疾病-性发育-早熟症-诊疗 ②青春期-内分泌病-诊疗
Ⅳ.①R725.8

中国版本图书馆CIP数据核字(2020)第132305号

儿童性早熟与青春期延迟　第二版
蔡德培　编著
责任编辑/宫建平

复旦大学出版社有限公司出版发行
上海市国权路579号　邮编：200433
网址：fupnet@ fudanpress.com　http://www.fudanpress.com
门市零售：86-21-65102580　团体订购：86-21-65104505
出版部电话：86-21-65642845
上海崇明裕安印刷厂

开本890×1240　1/32　印张3.375　字数64千
2021年10月第2版第2次印刷

ISBN 978-7-309-15187-9/R·1830
定价：25.00元